Tc ||

445

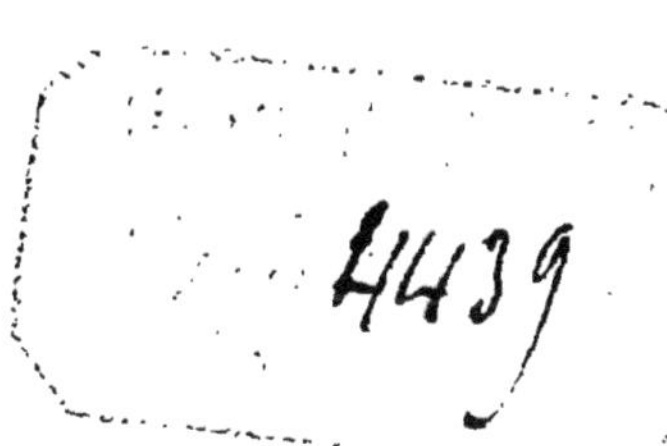

HYGIÈNE

IMPRIMERIE Vve ALBOUY

75. Avenue d'Italie. — Paris.

BIBLIOTHÈQUE DES ÉCOLES PRIMAIRES SUPÉRIEURES
ET DES ÉCOLES PROFESSIONNELLES
Publiée sous la direction de Félix MARTEL, Inspecteur général de l'Instruction primaire.

HYGIÈNE

PAR

LE DOCTEUR H.-L. THOINOT
AGRÉGÉ DE LA FACULTÉ DE MÉDECINE DE PARIS
MEMBRE DU COMITÉ
CONSULTATIF D'HYGIÈNE DE FRANCE

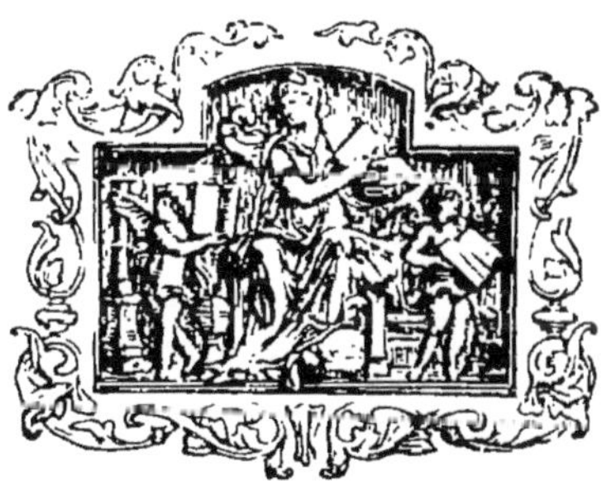

PARIS
LIBRAIRIE CH. DELAGRAVE
15, RUE SOUFFLOT, 15

1895

HYGIÈNE

CHAPITRE PREMIER

L'EAU

Les diverses eaux potables : eau de source, eau de rivière, eau de puits.

1. **Rôle de l'eau dans l'existence humaine. L'eau potable : définition générale.** — L'eau joue dans l'existence humaine un rôle capital; elle est un des éléments nécessaires de l'alimentation : l'homme ne saurait subsister sans l'eau.

Il s'en faut, et de beaucoup, que toute eau soit *potable :* l'eau d'alimentation doit tout d'abord réunir certaines qualités physiques et chimiques, que nous allons passer en revue, sans lesquelles elle ne saurait être déclarée *potable,* c'est-à-dire apte à entrer dans l'alimentation de l'homme. Mais ce n'est pas tout encore : les progrès tout récents de la science nous ont appris que l'eau pouvait servir de véhicule aux germes de quelques maladies, et que l'eau en apparence la plus belle pouvait être dangereuse pour notre santé. Nous devons apprendre à nous mettre d'une façon absolue à l'abri de ce péril, en étudiant d'une part ce qui peut rendre dangereuses les eaux potables, et de l'autre les moyens efficaces que nous possédons aujourd'hui pour nous préserver de ces dangers.

2. **Qualités physiques et chimiques que doit présenter une eau potable.** — QUALITÉS PHYSIQUES DE L'EAU POTABLE. — Une eau potable doit être limpide, incolore, de saveur fraîche. Elle doit être aérée, ce qui est indiqué par la présence de bulles qui, par l'agitation, viennent s'accoler aux parois du vase qui la contient. Elle ne doit renfermer aucune matière en suspension.

Abandonnée à elle-même, elle ne doit pas déposer à la longue, et surtout elle ne doit dégager au bout de quelques jours aucune odeur; elle doit, après plusieurs jours de repos, rester claire, sans dépôt, et inodore comme au premier moment. Telles sont les qualités physiques d'une bonne eau potable : toute eau qui ne les présente pas doit être rejetée sans retour, et ne peut servir à l'alimentation.

QUALITÉS CHIMIQUES DE L'EAU POTABLE. — Sans entrer dans de grands détails sur la composition chimique des eaux potables, il nous faut cependant en dire quelques mots.

Degré hydrotimétrique. — Une bonne eau doit mousser facilement avec peu de savon; c'est là un essai que chacun peut faire. Mais cet essai se fait en chimie d'une façon plus précise : l'opération s'appelle *hydrotimétrie*, et l'on désigne sous le nom de *degré hydrotimétrique* la quantité de savon nécessaire pour faire mousser une certaine quantité d'eau. L'essai hydrotimétrique est une opération chimique sur laquelle nous ne pouvons donner de détails. On devra savoir pourtant que toute eau dont le degré hydrotimétrique dépasse 30 n'est pas potable et doit être rejetée. Une eau de degré hydrotimétrique élevé contient en effet trop de sels terreux; outre qu'elle n'est pas bonne à boire, elle cuit mal les légumes et est peu apte aux usages domestiques, tels que lavage du linge, etc., etc.

Sels minéraux dissous. — Une bonne eau doit contenir des sels minéraux, et en particulier de la chaux; toutefois la richesse en sels minéraux ne doit pas être trop prononcée, et la quantité totale doit être moindre de 50 centigrammes par litre. En particulier, les sels magnésiens doivent être peu abondants, parce qu'une eau qui contient trop de ces sels est purgative. Le sulfate de chaux (plâtre, gypse) en excès donne des eaux dures, lourdes à l'estomac : une bonne eau doit contenir tout au plus, par litre, de 15 à 20 centigrammes de sulfate de chaux.

Chlore. — Les eaux potables contiennent toujours des chlorures; mais ceux-ci doivent être en très petite quantité : la somme de chlore ne doit pas dépasser 4 centigrammes par litre ; toute eau qui contient plus que cette quantité de chlore doit être tenue pour suspecte, et regardée comme ayant reçu des infiltrations de fumiers, de matières fécales, d'urines.

Matières organiques. — Un des points les plus importants relativement à la composition d'une eau qu'on destine à l'alimentation, c'est de connaître la quantité de matières organiques dissoutes qu'elle contient. La limite en deçà de laquelle doivent rester ces matières organiques dissoutes dans une eau potable est de 2 milligrammes par litre : les eaux qui contiennent une plus forte quantité de matières organiques doivent être tenues pour impures.

Ainsi donc, pour être potable, une eau doit réunir certaines qualités physiques faciles à apprécier, et certaines qualités que l'essai chimique peut seul donner.

Le degré hydrotimétrique d'une bonne eau doit être au-dessous de 30.

La quantité totale des sels minéraux ne doit pas dépasser 50 centigrammes par litre; il ne doit y avoir ni trop de sulfate de chaux ni trop de sels magnésiens, qui rendent l'eau *dure* ou *purgative;* les chlorures au delà des proportions dites plus haut indiqueraient la souillure de l'eau; il en est de même des matières organiques dissoutes, si elles sont contenues dans l'eau en quantité supérieure à 2 milligrammes.

Voilà donc ce que, physiquement et chimiquement, doit

être une eau propre à l'alimentation : *toute eau qui ne présente pas ces caractères doit être rejetée* [1].

3. Diverses origines des eaux potables : eaux de source, eaux de rivière, eaux de puits, eaux de citerne. — Les eaux potables proviennent de diverses origines : ce sont des eaux de source, des eaux de rivière, des eaux de puits et des eaux de pluies recueillies et conservées ordinairement dans des citernes.

Parmi les grandes agglomérations de population, les unes sont alimentées en eaux de source exclusivement, d'autres en eaux de rivière, d'autres en eaux de source et de rivière à la fois : tel est actuellement le cas pour la ville de Paris, qui distribue à ses habitants, outre l'eau des sources de la Vanne, de la Dhuys et de l'Avre amenées de fort loin, l'eau de la Seine prise en amont de Paris.

Ailleurs, outre l'eau de la ville, l'eau municipale, provenant soit de source, soit de rivière, quelques habitants tirent leur eau de puits particuliers ou publics, et cette eau de puits est généralement préférée en été, parce qu'elle est plus fraîche.

Dans les campagnes, l'alimentation par les puits est très répandue.

Enfin l'eau de pluie (eau de citerne) est plus spécialement en usage dans des pays privés d'eau et qui n'ont que cette seule ressource.

1. Voir dans la *Bibliothèque des Écoles primaires supérieures et professionnelles* le Cours de chimie de M. P. Poiré, 1re année, n° 69.

CHAPITRE II

L'EAU (*suite*).

L'eau de source seule est pure : toutes les autres peuvent être contaminées. Modes de contamination.

4. **Ce qu'on doit entendre par eau pure.** — Il n'y a pas bien longtemps, lorsqu'une agglomération un peu importante voulait choisir une eau destinée à l'alimentation des habitants, elle faisait faire un essai chimique de cette eau (eau de source ou eau de rivière) ; et, si l'eau était physiquement et chimiquement déclarée bonne, elle était par cela même jugée parfaitement apte à servir à l'alimentation de l'agglomération. Aujourd'hui il n'en est plus de même : les découvertes récentes de la science nous ont appris que l'analyse chimique était tout à fait impuissante à nous renseigner d'une façon certaine sur la valeur réelle d'une eau potable : car un nouvel élément a été introduit dans l'appréciation de l'eau, élément que la chimie ne peut nous faire connaître que d'une façon incomplète.

Cet élément, c'est la **pureté**. *Seule une eau pure est vraiment potable : toute eau impure est suspecte et peut être dangereuse.* Comme corollaire à cette proposition, que nous allons développer, nous ajouterons : *l'eau de source est seule pure ; toutes les autres eaux : eaux de rivière, de puits, de pluie, sont ou peuvent être impures, et par cela seul doivent être tenues pour suspectes et dangereuses.*

Qu'entend-on par ce terme *eau pure ?* C'est une eau qui ne contient aucun germe vivant, qui ne renferme rien autre chose, en dehors de ses éléments propres, l'oxygène et l'hydrogène, que des éléments minéraux. Une eau impure est, au contraire, une eau qui contient plus ou moins de germes vivants, et elle est d'autant plus impure qu'elle en contient davantage.

5. **Définition des microbes.** — Mais que sont ces germes dont nous parlons?

Il faut entendre par là les infiniment petits, les **microbes,** dont M. Pasteur nous a montré l'existence partout autour de nous, dans l'air, sur le sol, etc.

Deux exemples bien connus vont mieux faire saisir la valeur de ce mot *microbe,* et nous montrer ce qu'ils sont, quel est leur rôle dans la nature et l'économie humaine.

6. **Preuves de l'existence des microbes.** — Faisons bouillir une infusion végétale de foin ou de toute autre substance, et décantons-la, encore bouillante, dans un vase de verre transparent; préparons aussi un bouillon de viande très léger, très clair, et décantons-le, encore bouillant, dans un vase de verre transparent; nous aurons de part et d'autre deux liquides (l'infusion et le bouillon) parfaitement limpides et transparents, et qui ne contiendront aucun élément vivant, car à la température d'ébullition la vie n'existe plus.

Abandonnons-les à eux-mêmes, *sans boucher* le vase qui les contient, dans une chambre à température douce. Au bout de vingt-quatre ou quarante-huit heures, les deux liquides auront perdu leur transparence; ils seront louches et troubles. Que s'est-il passé? Ces deux liquides, qui avaient été privés de tout élément vivant par l'ébullition, se sont peuplés de germes vivants, de microbes, dont la multiplication, prodigieusement rapide dans ces milieux favorables à leur vie, est telle que par leur masse ils ont fait perdre la transparence à l'infusion végétale, au bouillon. Pour nous assurer de l'existence de ces microbes, il suffira de porter sous le champ d'un microscope à un très fort grossissement une goutte de l'infusion ou du bouillon ainsi peuplés : nous verrons distinctement ces infiniment petits, qui n'ont que quelques millièmes de millimètre de taille, présentant l'aspect de corps ronds, de petites baguettes, etc., réfringents comme du verre, s'agiter en tout sens, et nous pourrons même assister à leur multiplication; nous verrons en effet ces baguettes, ces corps ronds, s'étrangler en un point et se séparer bientôt, donnant ainsi naissance à deux organismes; chacun de ces deux nouveaux êtres en fera autant, et ainsi de suite.

On comprend avec quelle rapidité, étant donné ce mode de multiplication, un seul de ces petits êtres peut être l'origine de milliers d'autres.

Nous connaissons maintenant d'une façon plus précise le sens du mot *microbe*. Mais ces microbes, d'où sont-ils venus dans l'infusion, dans le bouillon? N'y sont-ils point nés *spontanément?* Non, car nul être ne naît spontanément, mais procède toujours d'un être semblable, et les infiniment petits, quoi qu'on en ait pu croire, ne font pas exception à cette règle. M. Pasteur l'a démontré. Ces microbes, qui peuplent l'infusion végétale et le bouillon abandonnés à l'air, viennent de l'air; il a suffi de quelques germes tombés de l'air pour peupler de milliers de leurs semblables cette infusion, ce bouillon. Rien n'est plus facile à démontrer.

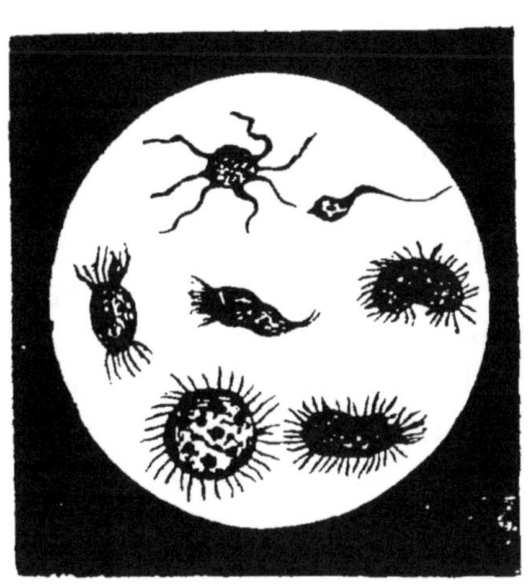

Fig. 1.

Faisons bouillir une infusion végétale préalablement décantée ou un bouillon dans un vase de verre transparent à goulot étiré; à l'instant où le liquide bout, fermons ce vase en scellant à la lampe le goulot étiré. A ce moment, ni l'infusion ni le bouillon ne contiennent un seul germe, car l'ébullition a pour résultat de ne laisser rien de vivant.

Le liquide est maintenant à l'abri de l'air; il gardera sa limpidité pendant des années et des années, c'est-à-dire qu'il restera sans germe vivant, tel que l'ébullition l'a fait. Pour le troubler, c'est-à-dire pour le peupler de microbes, il suffit de briser le goulot, de laisser l'air entrer. On aura beau refermer tout aussitôt le vase, il se troublera certainement, et l'examen d'une goutte du liquide trouble sous le champ du microscope à un fort grossissement montrera que le trouble est dû à une multitude innombrable de microbes.

Ces microbes existent partout; ils existent dans l'air, nous venons de le dire, et il y en a d'autant plus qu'il s'agit d'endroits plus habités; l'air de la rue d'une grande ville en contient beaucoup plus que l'air des campagnes; il n'y en a pas sur les hautes montagnes : et ce n'est pas une figure de rhétorique, mais l'expression d'un fait vrai, que de dire que l'air des montagnes est *pur;* ils existent à la surface du sol, à la surface de notre corps, etc., etc. Mais ce qu'il faut bien savoir, c'est que ces petits êtres jouent dans la nature un rôle immense.

7. **Rôle des microbes dans la nature.** — Trois exemples vont faire saisir ce rôle.

FERMENTATION. — Chacun sait ce que c'est que la fermentation alcoolique, sur laquelle repose la préparation du vin, de la bière, etc. [1].

Un liquide sucré est transformé en liquide alcoolique, et il se fait pendant cette transformation un abondant dégagement de gaz : décomposition du sucre en alcool et gaz carbonique, telle est sommairement cette fermentation.

Mais pourquoi s'est-elle produite? Quelle en est la nature intime? M. Pasteur a fait voir que, dans la fermentation un germe infiniment petit, la *levure*, attaque le sucre du moût de raisin ou du moût de bière; se multipliant dans des proportions inouïes, il a bientôt consommé tout le sucre de ces liquides, en le dédoublant en gaz carbonique et alcool; la fermentation alcoolique de ces liquides n'est autre chose que le résultat de la vie et de la multiplication de cet infiniment petit. Cette levure emprunte

1. Voir dans la *Bibliothèque des Écoles primaires supérieures et professionnelles,* le Cours de chimie de M. Poiré, 3e année, chapitre IV, page 204 et suivantes.

au sucre de ces moûts l'oxygène qui est nécessaire à sa vie, à sa multiplication, et pour cela dédouble le sucre en alcool, qui reste dans le liquide, et gaz carbonique, qui se dégage. Dans une goutte de moût de bière ou de raisin en fermentation alcoolique portée sous le microscope, on assiste à la *multiplication* des micro-organismes de la levure; on peut calculer qu'en une heure un seul de ces petits organismes donnerait naissance à des milliers d'êtres semblables.

PUTRÉFACTION. — Un morceau de viande abandonné à l'air ne tarde pas à prendre une odeur et un aspect spéciaux : il entre en putréfaction. Qu'est-ce que cette putréfaction? C'est le résultat du développement dans cette viande de microbes qui l'attaquent, la désagrègent, en y vivant et en s'y multipliant.

La putréfaction de quelque matière que ce soit, liquide ou débris organique, etc., est l'œuvre des microbes : ce sont eux qui sont les agents de la putréfaction cadavérique.

MALADIES HUMAINES ET ANIMALES. — Mais il y a mieux encore : dans l'intérieur de notre organisme humain en état de bonne santé il n'existe pas de germe vivant, pas de microbes. Mais à l'état de maladie il n'en est pas de même : certaines affections (et nous le dirons ailleurs plus longuement) sont produites par l'introduction et la vie dans notre organisme de microbes spéciaux; le développement, la multiplication de certaines espèces de ces infiniment petits dans notre sang, nos organes, troublent notre santé d'une façon spéciale pour une espèce donnée de ces petits êtres; à la vie et à la multiplication de telle ou telle espèce d'entre eux dans notre organisme correspond telle ou telle maladie : fièvre typhoïde, choléra, etc., etc. De même, chez les animaux, un grand nombre de maladies sont produites par la présence et le développement des microbes dans l'organisme de l'animal.

Donc les microbes sont partout autour de nous, dans l'air, sur le sol; il y en a des quantités innombrables dans nos excréments; ils sont extrêmement nombreux dans les fumiers et dans tous les corps liquides ou solides en putréfaction : c'est dans les débris organiques, les ordures, les fumiers, les purins, les gadoues, les objets en putréfaction qu'ils sont le plus nombreux; on les y compte par centaines de mille. Ils jouent, en somme, un rôle de premier ordre dans la nature.

8. **L'eau de source seule est pure; toutes les autres eaux de boisson peuvent être et sont impures.** — Nous savons maintenant ce que c'est que les microbes, les germes; revenons à notre sujet, qui sera d'autant plus clair et d'explication plus simple.

Seule une eau pure est potable; toute eau impure peut être suspecte et dangereuse; l'eau de source seule est pure, toutes les autres peuvent être et sont impures. Voilà les deux points que nous voulons établir.

a) Seule une eau pure est potable, parce que seule elle n'introduit dans notre organisme aucun germe vivant.

En buvant, au contraire, une eau impure, c'est-à-dire chargée de microbes, nous introduisons ces microbes eux-mêmes et nous courons le risque, puisque certains microbes sont les agents de maladies humaines, de contracter ces maladies. L'eau pure ne peut être la source d'aucun dommage pour notre santé; l'eau impure est éminemment dangereuse.

b) L'eau de source est pure, parce qu'il est impossible aux microbes de s'y introduire; donc elle ne peut être en aucune façon malfaisante pour l'homme. Les autres eaux (rivières, puits, etc.) sont impures, parce que l'introduction de microbes y est pour ainsi dire forcée; donc elles peuvent être et sont en effet trop souvent malfaisantes pour l'homme.

Entrons dans le détail et examinons successivement pourquoi une eau de source est pure, pourquoi les autres eaux sont impures, et comment cette impureté peut faire courir de graves dangers à l'homme.

A. L'EAU DE SOURCE; RAISONS DE SA PURETÉ. — Chacun sait qu'une source est une eau sortant de la profondeur de la terre; c'est l'émergence à l'air d'une nappe aqueuse souterraine.

Les sources, ou pour mieux dire les nappes qui fournissent aux sources, sont alimentées par l'eau de pluie. Cette eau tombe sur le sol, et, pour parvenir à la nappe, il lui faut traverser toutes les couches de terre qui séparent la nappe de la surface du sol. Ces couches sont plus ou moins épaisses, et souvent la nappe est située à une grande profondeur.

L'eau de la pluie passe goutte à goutte, cheminant à travers toute cette épaisseur, jusqu'à ce qu'elle rencontre le niveau aqueux. A la superficie du sol, l'eau de pluie, dite encore *eau météorique*, rencontre dans les terres, et surtout les terres travaillées, fumées, un nombre de germes qu'elle entraîne avec elle dans la profondeur de la terre : à ce moment elle est impure; mais, à mesure qu'elle chemine dans l'épaisseur du sol, elle s'épure; la goutte d'eau passe seule, laissant en route toutes les impuretés, *tous les germes :* elle arrive donc pure, absolument pure, c'est-à-dire débarrassée de tout germe vivant, à la nappe aqueuse. Les couches de terre qui surmontent celle-ci jouent le rôle d'un *filtre parfait,* qui laisse passer l'eau, mais l'eau seule, et non les germes qu'elle a pu entraîner. Ainsi protégées par un filtre *parfait,* les nappes souterraines, et par suite les sources auxquelles elles donnent naissance, ne contiennent qu'une eau absolument exempte de tout microbe, absolument pure.

C'est M. Pasteur qui a démontré d'une façon très nette que les sources étaient pures : c'est là un fait capital; l'eau de source, exempte de tout microbe (à la condition que, d'autre part, ses qualités chimiques en fassent une eau vraiment potable), est la véritable eau d'alimentation pour l'homme, la seule en laquelle il puisse avoir une confiance parfaite. En la buvant, il n'ingérera aucun germe malfaisant, aucun des germes qui sont contenus dans l'eau souillée et passent avec elle dans notre corps : tels les germes de la fièvre typhoïde, du choléra, etc.

Toutefois une condition est nécessaire pour que ce que nous venons de dire puisse être considéré comme absolument vrai. Il faut que des dispositions fâcheuses ne viennent pas altérer la pureté de la source. Une source deviendrait impure si, à son point d'émergence, on disposait des amas de fumier, si l'on y installait un lavoir, etc. Un autre mode de contamination provient de l'épandage de fumiers dans les environs du point d'émergence. En cet endroit la hauteur du sol qui recouvre la nappe souterraine est ordinairement peu considérable et les souillures répandues à la superficie n'ont qu'une faible distance à parcourir pour contaminer, en passant à travers cette couche de terre, la nappe souterraine. Le passage est d'ailleurs facilité par les pluies abondantes qui entraînent les souillures superficielles vers la profondeur.

Il importe de remarquer enfin qu'il existe de *fausses sources*, fournissant une eau très suspecte : telles sont notamment certaines sources du Jura, du pays des Causses, qui ne sont que la réapparition au dehors de cours d'eau disparus dans la profondeur du sol à une distance plus ou moins grande du point d'émergence apparent.

B. Eau de rivière et eau de puits. — Ce sont là des eaux qui, presque infailliblement, sont impures, c'est-à-dire chargées de germes. La raison de ce fait n'est que trop simple à saisir.

Une rivière, à partir de sa source, coule à découvert ; elle traverse des groupes plus ou moins importants, plus ou moins nombreux d'habitations, des villages, des communes, des villes.

Sur tout le parcours, les riverains lavent communément le linge dans son eau ; ils y déversent, plus ou moins directement, des déjections humaines et animales. Dans la traversée des villes, on voit des lavoirs établis çà et là sur la rivière ; des égouts débouchent sur les bords, qui versent dans la rivière des flots de matières infectes, produit du lavage des rues et trop souvent des vidanges de la ville. Des usines encore versent dans la rivière des résidus divers, qui infectent son eau.

Cette infection est portée souvent à un degré incroyable. A la sortie de Paris, par exemple, la Seine reçoit le produit des grands égouts collecteurs de Paris (rive droite et rive gauche), et un peu plus loin le collecteur départemental de Saint-Denis : il faut avoir vu, pour se l'imaginer, l'infection de la Seine sur ce point de son parcours, où elle reçoit par an environ cent millions de mètres cubes d'eaux impures (eaux ménagères, eaux-vannes de dépotoir, eaux de tinettes filtrantes [1], d'urinoirs publics, des balayures des rues, etc.). Toutes ces souillures diverses auxquelles une rivière est exposée, versent dans son eau la quantité innombrable de germes, de microbes, qu'elles contiennent en elles, de telle sorte que plus une eau est souillée, plus elle contient de germes; les germes dans les eaux très souillées peuvent atteindre et dépasser cent mille par centimètre cube, c'est-à-dire $100,000 \times 1,000 = 100,000,000$ par litre, quantité véritablement effrayante, qui est non seulement atteinte, mais souvent largement dépassée dans les eaux très impures.

Les eaux polluées à ce point ont perdu tout aspect satisfaisant : noires, pleines de bulles de gaz qui viennent crever à la surface, elles inspirent le plus profond dégoût; mais l'infection est loin d'être toujours portée à ce point, et souvent une eau certainement impure, certainement souillée, chargée de germes, ne change nullement d'aspect extérieur; elle garde sa limpidité, sa transparence, son bel aspect.

Les *puits* contiennent une eau qui, elle aussi, n'échappe guère aux souillures. La manière dont cette souillure se produit est facile à comprendre.

Certains de ces puits sont creusés à une profondeur énorme; ils atteignent une nappe souterraine profonde, courante; ce sont des *puits de source,* suivant l'expression adoptée, et ceux-là peuvent être bons, leur eau est pure ou peu s'en faut.

Mais ordinairement il n'en est pas ainsi. Le puits est peu profond, l'eau qu'il récolte appartient à une nappe superficielle. Or, *dans les villes,* le plus souvent la superficie du sol est creusée de fosses d'aisances plus ou moins bien maçonnées, dont les parois laissent ordinairement passer

1. Pour l'explication de tous ces termes, voir ci-après chapitre XVI.

les matières excrémentitielles dans la terre environnante. Ce sol est creusé aussi de puisards absorbants qui reçoivent toutes les eaux ménagères et parfois des matières excrémentitielles et les laissent se répandre dans la terre environnante. Ce sol est parsemé encore d'égouts trop souvent mal joints et sans pente, qui laissent passer leurs eaux impures dans le sol environnant. Toutes ces impuretés qui saturent le sol superficiel passent dans la nappe aqueuse, y versent les germes dont elles sont saturées, et l'eau que fournit le puits est une eau souillée, une eau pleine de germes, une eau impure.

Dans les campagnes, les puits sont souvent voisins de trous à fumier, de fosses à purin; leurs abords sont mal entretenus, pleins de boue, de vase, d'eau croupissante. Les parties liquides du fumier, le purin, les impuretés des abords du puits, s'infiltrent peu à peu dans le sol, atteignent la nappe qui fournit au puits et la souillent; vienne un orage, toutes les impuretés sont entraînées rapidement, par une sorte d'effraction dans le sol, jusqu'à la nappe, avec des parcelles de terre, de sable, etc.; l'eau du puits accuse cette souillure brusque par un trouble manifeste.

Il est des puits dont l'eau est, par toutes ces raisons, si manifestement, si notoirement infecte, qu'il ne vient à personne l'idée d'en employer l'eau; ce sont les puits dont l'eau trouble exhale une odeur repoussante, des puits *punais*, pour employer une expression vulgaire, mais peignant bien la chose. Mais, dans un trop grand nombre de ces puits, c'est à peine si la souillure est marquée par un trouble en temps d'orage; ordinairement rien ne vient la révéler extérieurement : l'eau a gardé toute sa limpidité, toute sa saveur, et cependant le danger existe, et très grand, pour le consommateur, qui boit une eau chargée de germes parmi lesquels il peut s'en trouver de malfaisants.

Ainsi donc les eaux de rivière, les eaux de puits, sont impures, renferment en nombre variable des microbes, des germes vivants, qu'y ont apportés toutes les causes de souillures multiples auxquelles ces eaux ne sauraient échapper.

CHAPITRE III

L'EAU (*fin*).

Dangers de l'eau impure. — Moyens de purifier l'eau potable. Filtration. Ebullition.

9. **Dangers de l'eau impure.** — Nous savons ce qu'est une eau impure, et comment toute eau autre que l'eau de source peut être et est le plus souvent impure. Il nous reste maintenant à montrer pourquoi et comment une eau impure est dangereuse en certains cas, et quels sont, d'une façon précise, les dangers d'une pareille eau. Nous avons esquissé la question en disant que, puisque certains microbes sont les causes de maladies humaines, nous courons le risque, en ingérant une eau impure, c'est-à-dire chargée de microbes, d'introduire dans notre corps les germes de ces maladies. Il nous faut préciser et développer ce sujet.

Il s'en faut de beaucoup que tous les germes que contient une eau soient malfaisants pour l'homme : nous avalons chaque jour, par ignorance ou par indifférence, des eaux chargées de germes, et notre santé ne s'en altère pas. Cependant l'eau peut renfermer des germes extrêmement malfaisants, des microbes qui, introduits dans notre organisme, nous causent des affections graves et souvent mortelles.

L'USAGE D'EAUX DE BOISSON IMPURES PEUT DONNER LA FIÈVRE TYPHOÏDE ET LE CHOLÉRA. — Nous verrons ailleurs en détail comment on prend le choléra et la fièvre typhoïde. Disons ici seulement que les *germes* de ces maladies sont contenus dans les excréments rejetés par les malades atteints de choléra et de fièvre typhoïde. Si ces germes sont projetés *directement* ou *indirectement* dans la rivière ils arrivent *directement* à la rivière lorsque les garde-robes des malades y sont projetées en nature, lorsque les linges souillés par les déjections sont lavés dans l'eau de la rivière ; *indirectement*, lorsque les matières sont jetées à l'égout par des procédés divers que nous étudierons plus loin); s'ils arrivent à l'eau du puits, soit que ce puits ait des communications plus ou moins faciles avec les fosses d'aisances qui ont reçu les matières fécales du malade, avec l'égout où elles ont été versées; soit qu'il reçoive les infiltrations des fumiers où lesdites matières ont été abandonnées sans précaution, ou de lavoirs où l'on a lavé les linges des malades, dans tous les cas voilà l'eau potable fournie par la rivière ou le puits infectée par les germes de la fièvre typhoïde ou du choléra : *si nous buvons cette eau, nous sommes en risque de fièvre typhoïde ou de choléra.*

On voit le danger d'une eau impure : ce danger provient de ce qu'elle peut contenir des germes de maladie, et tout spécialement de fièvre typhoïde et de choléra en temps d'épidémie cholérique.

Ajoutons aussi la dysenterie, et disons que, si actuellement l'eau est reconnue capable de donner ces trois maladies, il n'est pas dit qu'il n'y en ait pas d'autres encore auxquelles elle puisse donner lieu par le même mécanisme. Gardons-nous donc des eaux impures.

10. **Des moyens de reconnaître si une eau est impropre à la consommation.** — Mais, dira-t-on, n'y a-t-il pas quelque moyen de reconnaître si l'eau que nous buvons contient ces germes malfaisants? Oui, il y a pour cela des méthodes scientifiques toutes récentes; mais ces méthodes ne sont à la portée que d'un petit nombre de personnes; elles ne peuvent entrer dans la pratique, et il est à croire que de longtemps la science n'aura pas de moyen rapide et pratique de nous révéler dans une eau donnée les germes malfaisants. *Le mieux est de considérer toute eau impure, souillée, comme suspecte,* et de dire que, puisque des germes ont pu pénétrer dans cette eau, il n'est pas impossible que ceux des maladies susdites, la fièvre typhoïde et la dysenterie en tout temps, le choléra en temps d'épidémie, y aient pénétré aussi.

Mais pouvons-nous savoir, non plus si une eau potable contient ou non des germes de ces maladies redoutables, mais simplement si elle est impure, souillée? Oui dans quelques cas, et l'examen physique, l'essai chimique ordinaire suffisent alors. Il est des eaux dont la souillure est telle qu'elle se traduit à l'œil nu par la couleur, l'aspect trouble, l'odeur, la saveur : en un mot, l'eau ne réunit aucune des qualités élémentaires, et chacun a la compétence nécessaire pour la rejeter. Ailleurs, l'œil, l'odorat, ne distinguent rien ; mais l'essai chimique nous dit que cette eau contient trop de matières organiques[1], qu'elle a du chlore en excès, et tout cela traduit l'impureté : cette eau est à rejeter.

Mais dans bien des cas l'eau contient des germes en quantité plus ou moins grande, et ces germes, si nombreux soient-ils, si malfaisants soient-ils, ne troublent pas l'aspect de l'eau, ne changent rien à ses réactions chimiques. Assurément un examen particulier, dit *examen microbiologique,* c'est-à-dire examen destiné à déceler l'existence des microbes, nous révélerait que cette eau est chargée de germes et nous mettrait en garde ; mais cet examen, il n'est à la portée que de très peu de gens de le faire, il ne se pratique que dans quelques laboratoires de grandes villes, il demande du temps. Il n'y faut donc pas compter.

La règle pratique absolue est de faire le raisonnement suivant : une eau de rivière ou de puits, si belle soit-elle à l'œil nu, si satisfaisante soit-elle à l'essai chimique, a toutes les raisons pour être impure, et il y a plus d'une raison pour que ses impuretés soient malfaisantes. On ne peut donc en boire sans danger ; le mieux est de la rejeter.

Une eau de source ne peut présenter rien de semblable. Si elle a, d'autre part, les qualités chimiques requises, nous ne courons, en la buvant, aucun danger : elle est pure et ne nous apportera pas de germe de maladie ; elle est donc vraiment potable ; ajoutons qu'elle est seule potable.

11. Moyens de purifier les eaux de boisson. — Ces notions, que nous devons à la science moderne, commencent à s'imposer à tous ; toutes les villes, les com-

1. Voir dans la *Bibliothèque des Écoles primaires supérieures et professionnelles,* le Cours de chimie de M. Poiré, 1re année, n° 69.

munes, renoncent de jour en jour à l'eau de rivière, à l'eau de puits, et cherchent à s'approvisionner en eau de source, souvent au prix de coûteux travaux. Mais il s'en faut que toutes les villes en soient là, et trop nombreuses encore sont celles où l'eau de rivière est distribuée, où des puits particuliers ou publics fournissent encore à la consommation des habitants. Dans beaucoup d'agglomérations, la rivière et le puits constituent forcément, par manque de source, la seule alimentation en eau. Comment donc se garer des dangers éventuels de ces eaux de rivière ou de puits dont la consommation est ainsi forcée? Cela est-il possible? Oui, fort heureusement, et nous avons pour cela deux moyens qui, tous deux, arrivent à ce même but : priver l'eau des germes qu'elle contient, la rendre pure et inoffensive comme le serait l'eau de source.

Ces moyens sont l'*ébullition* et la *filtration*, qui tous deux, mais par des procédés différents, arrivent au but cherché.

12. **Ébullition.** L'ébullition purifie l'eau, par la raison que la température de 100 degrés tue les germes, sinon tous, du moins la plupart, et en tout cas ceux dont nous avons à nous préserver, les germes de la fièvre typhoïde et du choléra. L'ébullition est une pratique simple, à la portée de tous, et qui est d'une efficacité certaine; on ne saurait trop la recommander : *en temps d'épidémie typhoïde ou cholérique, c'est une pratique dont on ne doit pas se départir, que de ne faire usage que d'eau bouillie; c'est en tout temps une pratique sage quand l'eau que l'on boit est sujette à caution, est une eau de rivière ou de puits.*

On a reproché à l'eau bouillie d'être lourde, indigeste, par suite de la privation de l'air qu'elle contenait en dissolution. On peut répondre qu'à tout prendre mieux vaudrait boire une eau lourde qu'une eau légère et aérée, mais malfaisante. Rien de plus facile d'ailleurs que de rendre à l'eau bouillie son aération normale. Il suffit pour cela de la battre, de l'agiter à l'air quelques instants avant de la consommer.

13. **Filtration.** — Il faut bien s'entendre sur ce terme : filtrer l'eau ne veut pas dire la clarifier seulement, mais

bien la purifier, la priver de tous les germes que le filtre doit arrêter. Il n'existe donc de bon filtre, de vrai filtre que celui qui arrête les germes, qui nous donne une eau entièrement pure, une eau dans laquelle nous puissions avoir absolument confiance.

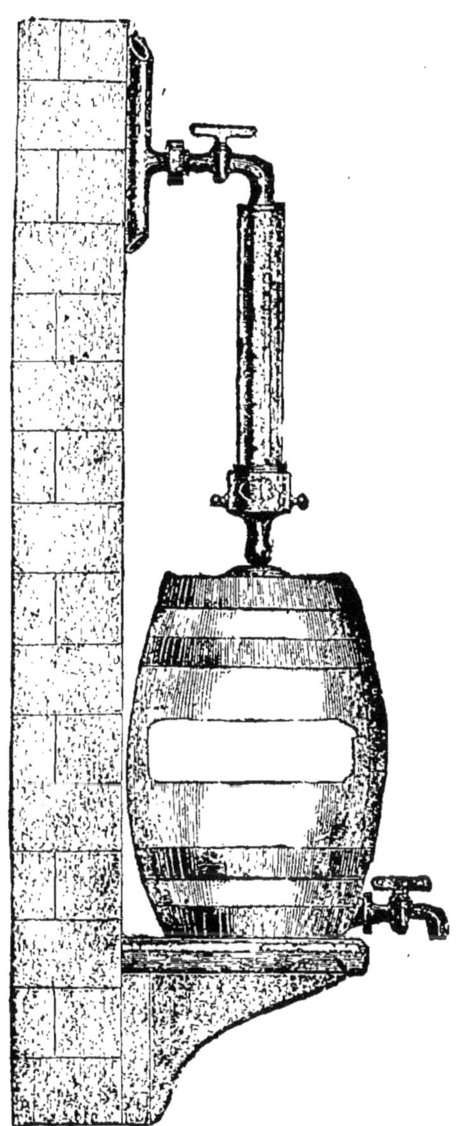

Fig. 2. — Type d'installation d'un filtre Chamberland simple à pression.

Clarifier l'eau est le fait de tous les filtres ; la purifier est le fait de bien peu d'entre eux.

On clarifie l'eau trouble en la passant sur un simple papier-filtre ; dans les ménages, il existe des fontaines à filtre qui fournissent toujours une eau claire et de belle apparence ; les filtres au charbon, dont la vogue a été si grande, ont la même propriété ; mais tous ces filtres ne retiennent que les impuretés grossières, ils sont incapables d'arrêter les germes : ils donnent à l'eau qu'ils filtrent la *transparence*, mais non la *pureté*.

Filtre Chamberland. — Celle-ci ne peut être obtenue qu'avec certains filtres dont le type est le modèle imaginé par M. Chamberland.

Le principe du filtre de M. Chamberland est le suivant : si par aspiration on fait passer un liquide qui contient des germes à travers un tube de porcelaine *dégourdie,* c'est-à-dire n'ayant subi qu'une cuisson, les pores de cette porcelaine empêchent les germes de passer, et le liquide recueilli au sortir du filtre est entièrement pur. Les figures ci-jointes donnent la représentation de deux principaux types des filtres Chamberland: l'un est le filtre à pression, l'autre le filtre sans pression.

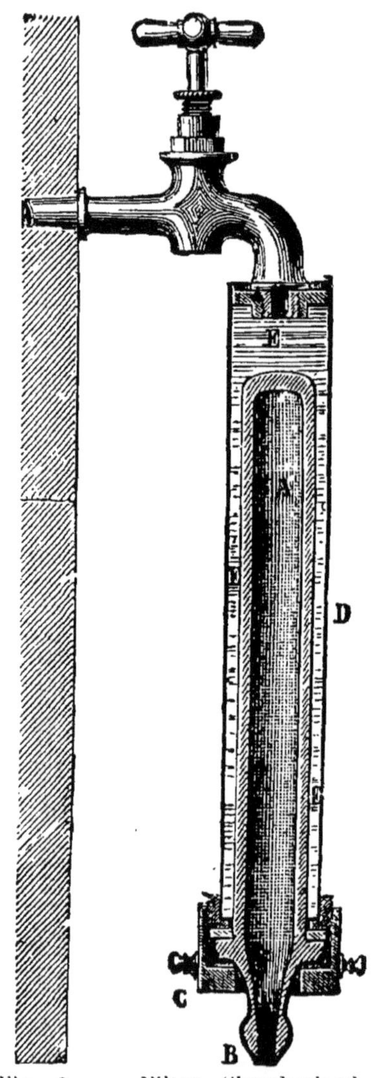

Fig. 3. — Filtre Chamberland simple à pression, représenté en coupe verticale.

Le filtre à pression est, on le voit (fig. 3), un tube ou *bougie,* suivant l'expression technique, en porcelaine dégourdie, bougie creuse et qui est ouverte seulement à la partie inférieure conique. Cette bougie (A dans la fig. 3, où l'appareil est représenté en coupe verticale) est contenue entièrement dans un cylindre métallique creux D, qui est percé en bas d'une ouverture pour laisser passer le cône inférieur B de la bougie de porcelaine; ce cône ferme exactement l'ouverture du cylindre. En haut, ce cylindre se visse sur un robinet E, qui amène dans son intérieur l'eau à haute pression.

Cette eau ne peut sortir qu'en pénétrant dans le canal de la bougie; la pression la force à passer à travers les pores de la porcelaine; elle passe, mais les germes sont retenus par ces pores, et l'eau s'écoule absolument pure par le cône terminal de la bougie.

Ce filtre à pression ne peut être installé que sur les canalisations qui fournissent l'eau sous forte pression, ce qui n'est pas toujours le cas.

L'inventeur a imaginé le filtre sans pression, dont le mécanisme est fort simple. Un système de bougies B est réuni à un tube collecteur C; à ce tube on adapte un tube *amorceur* ET; l'appareil fonctionne comme un siphon dès qu'il a été amorcé; l'eau pénètre dans le canal des bougies, par différence de pression, débarrassée de ses impuretés, passe dans le tube collecteur, et vient se réunir dans un récipient [1].

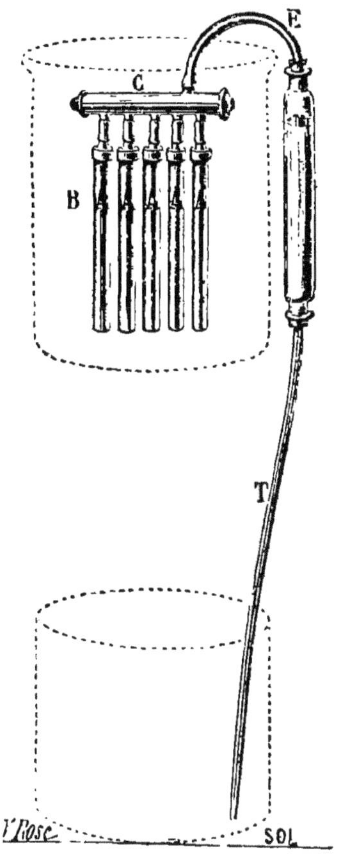

Fig. 4. — Filtre sans pression.

Tels sont les deux procédés qui nous garantissent absolument contre les impuretés de l'eau. Si le filtre Chamberland n'est pas à la portée de tous par son prix, par les frais qu'en nécessite l'installation, etc., il n'en est pas de même de l'*ébullition : rien n'est plus simple que cette pratique, rien n'est aussi plus sûr; lors donc que vous ne disposerez pas pour la boisson d'une eau de source, buvez en tout temps de l'eau bouillie, et ne manquez surtout pas de le faire en temps d'épidémie cholérique ou typhoïde.*

1. Voir dans la *Bibliothèque des Ecoles primaires supérieures et professionnelles,* le Cours de chimie de M. Poiré, 1re année, n° 70.

CHAPITRE IV

L'AIR

Composition de l'air. — Rôle de l'air dans la vie de l'homme. — Des impuretés de l'air. — Voisinage des marais. — Altération de l'air par les poussières, par les gaz. — Quantité d'air nécessaire dans les habitations. — Dangers de l'air confiné. — Renouvellement de l'air. — Ventilation.

14. **Composition de l'air.** — L'air est, on le sait[1], un composé d'azote et d'oxygène, dans les proportions suivantes :

Azote.	79.1
Oxygène . . .	20.9

Tel est l'air chimiquement pur; mais l'air atmosphérique, celui qui nous entoure de toutes parts, celui que nous respirons, renferme *normalement* d'autres éléments : du gaz carbonique en proportions variables, 0.04 pour 1,000 en moyenne, et de la vapeur d'eau, 0.9 pour 100 en moyenne. Les quantités de gaz carbonique et de vapeur d'eau sont d'ailleurs essentiellement variables.

15. **Rôle de l'air dans la vie de l'homme.** — L'air est un élément indispensable à la vie humaine. C'est dans l'air que l'homme trouve l'oxygène nécessaire à sa vie. Par la respiration, on le sait, il prend l'oxygène de cet air atmosphérique, l'introduit dans ses poumons ; là, l'oxygène rencontre le globule sanguin, qui se charge de cet élément vital, en même temps qu'il se débarrasse du gaz carbonique, qui est exhalé par le second temps de la respiration (l'expiration). On admet en général qu'un adulte absorbe de 20 à 25 litres d'oxygène par heure, et qu'il rend à l'at-

1. Voir dans la *Bibliothèque des Écoles primaires supérieures et professionnelles*, le Cours de chimie de M. Poiré, 1re année, n° 30.

mosphère dans le même espace de temps de 15 à 20 litres de gaz carbonique.

16. **La pression barométrique; air comprimé, air raréfié : mal des montagnes.** — Dans nos pays, la pression barométrique moyenne est d'environ 760 millimètres. On sait que cette pression varie avec l'altitude, diminuant quand on s'élève; en d'autres termes, l'air se raréfie à mesure que l'altitude augmente.

L'acte de respirer dans un air raréfié exerce une influence fâcheuse sur l'organisme, influence qui peut aller de la simple incommodité jusqu'aux accidents les plus graves, jusqu'aux accidents mortels.

La simple incommodité est bien connue : on l'éprouve dans les hautes ascensions; elle augmente à mesure que l'on monte, à mesure que l'air se raréfie, que la pression barométrique s'abaisse. Dans les hautes ascensions, la colonne de mercure peut descendre à 500, 400 et jusqu'à 300 millimètres. L'ensemble des phénomènes que ressent l'individu qui s'est élevé à ces grandes hauteurs est désigné sous le nom de *mal des montagnes*.

« Les mouvements s'exécutent avec plus de difficultés; l'essoufflement et la fatigue se produisent plus facilement; le pouls devient plus fréquent, d'autant plus fréquent que la pression barométrique baisse davantage; la respiration s'accélère. On peut même voir se produire des hémorragies par la muqueuse respiratoire, si la diminution de la pression est trop grande. » (A. Proust, *Traité d'hygiène*.)

Les accidents s'accentuent et peuvent se terminer par la mort si l'on parvient à des hauteurs encore plus grandes, ainsi que cela se produit dans les ascensions en ballon. Une catastrophe tristement célèbre, celle du *Zénith*, où deux aéronautes trouvèrent la mort, est un récent exemple des dangers de l'air raréfié aux altitudes de 7,000 et 8,000 mètres.

Un éminent savant, qui a consacré à l'étude des effets physiologiques de la pression barométrique un de ses plus beaux livres, M. Paul Bert, a prouvé que les accidents étaient dus à ce que, dans la vie à l'air raréfié, le sang perdait de son oxygène, se désoxygénait ; il a montré que pour les éviter il suffisait de respirer de l'oxygène pur, c'est-à-dire de rendre au sang ce qu'il perdait de ce gaz pendant le séjour dans l'air raréfié.

L'influence de l'air comprimé n'est pas moins fâcheuse que celle de l'air raréfié. On sait que pour l'exécution de certains travaux, tels que l'établissement de piles de pont, etc., les ouvriers travaillent dans un air comprimé à plusieurs atmosphères.

« Lorsque la pression augmente d'une ou deux atmosphères seulement, les respirations deviennent plus fréquentes, plus profondes ; la circulation se ralentit ; la peau de la face pâlit, les mouvements musculaires sont plus faciles. Des accidents graves peuvent survenir lorsque la pression atteint un degré élevé, cinq atmosphères par exemple, et dans ce cas ils se produisent, non pas pendant que le sujet est soumis à l'influence de la compression, mais au moment de la décompression. » (PROUST.) Si le sujet passe brusquement, sans précaution, *et non graduellement*, de l'air comprimé à l'air de pression normale, il éprouve divers accidents plus ou moins graves, et parfois tombe subitement mort. Aussi, dans les exploitations où est établi le travail à l'air comprimé, toutes les précautions sont-elles prises aujourd'hui pour que l'ouvrier ne puisse revenir que par degrés à la pression normale et pour qu'il passe par une série de pièces où l'air se décomprime graduellement [1].

17. **Des impuretés de l'air.** — L'air, avons-nous dit, ne compte comme éléments normaux que l'oxygène, l'azote, et des proportions infimes de gaz carbonique et de vapeur d'eau.

Mais l'atmosphère dans laquelle nous vivons contient toujours en outre un certain nombre de principes, de corps, dont les uns sont inoffensifs pour nous, et les

1. Voir ci-après à l'Appendice le paragraphe relatif au travail dans l'air comprimé.

autres plus ou moins malfaisants. A tous ces éléments *anormaux* on peut donner le nom d'*impuretés de l'air*.

Ces éléments, ces impuretés, sont très variables dans leur nature; ce sont des poussières diverses, des germes microscopiques, des microbes: ce sont aussi des gaz. Il nous faut dire un mot de ces impuretés et de leur action sur l'organisme humain.

18. **Germes de maladies contenus dans l'air, rôle de l'air dans la diffusion des maladies contagieuses. L'impaludisme ou malaria.** — Dans le chapitre II, nous avons dit ce qu'étaient les microbes, les germes microscopiques, et nous avons parlé de leur diffusion dans tout ce qui nous entoure. Nous avons expliqué qu'il y en avait dans l'air, d'autant plus qu'il s'agit de l'air d'un lieu plus peuplé : l'air d'une grande rue dans une ville, l'air d'une salle d'hôpital, etc., en contiennent des quantités innombrables, alors que l'air des montagnes, des lieux non habités, en est presque exempt.

Parmi ces germes, ces microbes, il en est beaucoup, et c'est même la majorité, qui sont absolument inoffensifs pour nous; mais il en est de malfaisants : il faut le savoir, et savoir quels ils sont.

A une époque qui n'est pas bien éloignée de nous, on croyait volontiers que l'air contenait en suspension tous les germes des maladies contagieuses, que la contagion de toutes ces maladies *se faisait,* suivant une expression qui sera développée et expliquée plus loin, *par l'air*. Aujourd'hui il est reconnu que le rôle de l'air dans la contagion est bien moins important qu'on ne se l'était imaginé. Ce n'est pas dans l'air que nous prenons, on le sait maintenant, les germes de la fièvre typhoïde et du choléra, mais dans l'eau de boisson. Il est certain toutefois que c'est l'air qui nous donne, suivant un mécanisme que nous développerons ailleurs, les germes de la variole, de la rougeole, de la scarlatine, de la diphtérie et de la tuberculose.

Tous ces faits seront établis en leur lieu; nous ne voulons parler ici que de l'*influence du voisinage des marais sur l'air.* Cette influence se traduit pour l'homme par le développement d'une affection grave, qui tue parfois, et en tout cas laisse sa trace pour la vie chez celui qu'elle a atteint : cette affection, c'est l'impaludisme ou la fièvre intermittente, les *fièvres*, suivant une expression vulgaire et pittoresque, ou encore la *malaria* (mauvais air).

Il y a entre ces deux termes : existence d'un marais et développement de l'impaludisme, une relation parfaitement établie : *les pays à marais sont les pays à fièvres.*

Chacun sait ce qu'est la fièvre dont nous parlons ici; elle se traduit par des accès qui reviennent à intervalles réglés, tous les deux jours le plus souvent, tous les jours, tous les trois jours, etc.

L'accès est caractérisé par un frisson violent, pendant lequel le malade grelotte, claque des dents. Cette période de frisson est suivie d'une période de chaleur et de sueur. Les accès se reproduisent ainsi pendant un temps plus ou moins long; ils peuvent cesser, mais pour reparaître après un intervalle plus ou moins éloigné. La *quinine* est le médicament qui combat le plus sûrement les fièvres. Il est bon de le savoir.

En France, les marais et partant les fièvres ne sont pas très répandus; dans le Centre de la France cependant et dans le Midi, il y a des marais et des fièvres. Mais c'est surtout en Italie, en Afrique, dans les pays chauds, dans les pays équatoriaux, que les fièvres se rencontrent : elles y font de nombreuses victimes.

Combler les marais, défricher et planter les terrains marécageux, tel est le moyen efficace de faire disparaître les fièvres; partout où cette pratique a été mise en œuvre, les fièvres ont disparu de la contrée.

19. **Les poussières. Poussières de charbon : l'anthracosis et la phtisie des mineurs.** — L'atmosphère qui nous entoure contient de nombreuses poussières, et entre toutes celle qui domine, c'est la poussière de charbon. Cela se conçoit assez, étant donné le rôle que joue ce corps dans la

vie de notre siècle, rôle qu'il est inutile de développer ici.

L'air des villes est chargé de poussières de charbon, et un fait singulier et intéressant se produit d'une façon pour ainsi dire constante. Ces poussières ou particules de charbon entrent avec l'air dans nos voies respiratoires, se fixent dans les poumons. Plus nous avançons en âge et plus nos poumons contiennent de ces particules de charbon, si bien que les poumons de tous les vieillards sont sillonnés à leur surface de traînées noirâtres qui ne sont qu'un amas de grains de charbon: on a désigné cet état des poumons des vieillards sous le nom d'anthracosis (*anthrax*, charbon).

La présence de ces corpuscules de charbon ne constitue ni un danger ni un inconvénient. Mais il est une catégorie d'individus chez lesquels il n'en est plus de même : nous voulons parler des mineurs. Chez ces ouvriers, sans cesse exposés à des flots de poussière charbonneuse, les corpuscules charbonneux ont bientôt gorgé le poumon : le mineur ainsi atteint perd facilement la respiration, s'essouffle au moindre effort et tousse fréquemment. Sans cesse il rejette des crachats noirâtres mêlés de grains charbonneux; bientôt son poumon se désorganise, s'ulcère; le malheureux tousse et crache de plus en plus, tombe malade, et meurt dans la consomption, le marasme, à la façon des poitrinaires : c'est là ce qu'on appelle la *phtisie des mineurs*[1].

20. **Impuretés gazeuses. Gaz des fosses d'aisances : le « plomb » des vidangeurs. L'oxyde de carbone. Sources de l'oxyde de carbone; empoisonnement par le charbon.** — En outre des impuretés de l'air dont nous avons parlé, c'est-à-dire des germes et des poussières, il existe d'autres impuretés gazeuses, c'est-à-dire des gaz autres que l'azote et l'oxygène qui peuvent accidentellement se rencontrer dans l'air.

Nous ne traiterons que deux points de cette question : 1° *les gaz des fosses d'aisances;* 2° *l'oxyde de carbone,* en raison des accidents terribles auxquels ces deux variétés d'impuretés gazeuses peuvent donner lieu.

1. Voir ci-après à l'Appendice le paragraphe relatif aux poussières et gaz.

1° Il est arrivé trop souvent, dans des opérations de vidange, que des ouvriers, descendant dans la fosse immédiatement après son ouverture, tombaient subitement asphyxiés et que tous les efforts tentés pour les rappeler à la vie étaient inutiles : la mort avait été subite, brusque. Le phénomène est d'ailleurs bien connu des ouvriers vidangeurs, qui lui ont donné le nom de *plomb.*

Il est certain que dans ces cas il s'agit d'une asphyxie causée par les gaz toxiques accumulés dans la fosse pendant la fermentation putride des matières qu'elle contient ; ces gaz sont divers, et sont surtout l'hydrogène sulfuré, l'ammoniaque et les acides gras volatils. Les mêmes gaz toxiques se retrouvent dans les égouts non ventilés où s'accumulent des matières fécales et des matières en putréfaction, et des égoutiers ont été plus d'une fois victimes, comme les vidangeurs, de ces émanations asphyxiantes.

2° L'oxyde de carbone est un gaz d'une toxicité terrible. Quelques millièmes de ce gaz dans l'air que nous respirons suffisent à produire des accidents mortels.

Chacun sait ce qu'est l'empoisonnement par le charbon. C'est un des modes de suicide les plus fréquents. Toutes les issues de la pièce étant fermées, le malheureux qui s'est résolu au suicide allume un réchaud plein de charbon, et succombe asphyxié, après un temps variable, par le gaz dégagé par cette combustion. Ce gaz, c'est l'oxyde de carbone; il n'est pas seul à vrai dire, car de l'anhydride carbonique aussi se dégage pendant l'opération; mais l'anhydride carbonique est loin d'avoir la toxicité de l'oxyde de carbone.

Cette asphyxie par l'oxyde de carbone est, en dehors des suicides, un accident qui n'est pas rare. Les sources de l'oxyde de carbone sont en effet nombreuses autour de nous, et la quantité de ce gaz suffisant à produire des accidents mortels est minime.

Partout où brûle du charbon, il se dégage de l'oxyde de carbone en quantité plus ou moins grande, suivant que la combustion du charbon est plus ou moins parfaite. Tous nos appareils de chauffage donnent donc lieu à la production d'oxyde de carbone; mais tous ne sont pas également dangereux; les poêles le sont, d'une façon générale, plus que les cheminées, et parmi les poêles il en est toute une catégorie qui est particulièrement dangereuse : ce sont les poêles dits *américains*, les *poêles roulants*, qu'on promène d'une pièce à l'autre, et qu'on adapte plus ou moins parfaitement à la cheminée de la chambre dans laquelle on les amène. Ces poêles dégagent des quantités énormes d'oxyde de carbone, qui refluent en partie très souvent dans la pièce où ils séjournent. Ces poêles ont été à juste titre condamnés par l'Académie de médecine; ce sont des appareils des plus dangereux.

On conçoit aussi que le fait d'allumer un brasier de charbon au milieu d'une pièce sans donner de dégagement aux gaz issus de la combustion soit une détestable pratique, donnant lieu à des quantités d'oxyde de carbone qui se répandront dans la pièce.

Le gaz d'éclairage renferme aussi de l'oxyde de carbone en quantité notable, et c'est à cet oxyde qu'il faut attribuer tous les accidents d'asphyxie produits par le gaz d'éclairage dans des circonstances multiples que nous ne pouvons énumérer ici.

21. **Quantité d'air nécessaire dans les habitations. Air vicié, air confiné. Ventilation. Chauffage.** — « Lorsqu'un certain nombre d'individus respirent dans une atmosphère qui ne se renouvelle pas ou qui se renouvelle mal, en vertu des échanges incessants qui s'opèrent entre le sang et cette atmosphère (absorption d'oxygène, dégagement de gaz carbonique), la proportion relative des éléments constitutifs de l'air se modifie. Ces changements qui se produisent dans la composition de l'air, par suite de la respiration dans une atmosphère confinée, sont multiples. Il y a d'abord diminution de la quantité d'oxygène. La proportion normale de 21 pour 100 peut tomber à 19 ou 18, et même au-dessous. Ensuite, il y a présence en excès de gaz carbonique. L'exhalation pulmonaire

fournit, par heure, 9 litres de gaz carbonique chez l'enfant de huit ans, 12 litres chez la femme adulte, et 20 litres chez l'homme... On comprend que la respiration empoisonne rapidement l'atmosphère, et fait augmenter le gaz carbonique dans une proportion considérable. » (Proust.)

On admet que l'air est vicié lorsqu'il renferme plus de 0,6 pour 1000 de gaz carbonique, et dans les espaces clos, où respirent sans renouvellement d'air un grand nombre de personnes, cette quantité peut s'élever jusqu'à 2 et 3 pour 1,000.

Le danger de l'air vicié, de l'air confiné (les deux expressions s'enchaînent et s'appellent), dangers très réels et que nous allons décrire, résultent donc de la diminution d'oxygène, de l'augmentation de gaz carbonique, et peut-être aussi de la présence dans l'air vicié de quelque matière dangereuse encore très mal connue, contenue dans les produits de la respiration de l'homme.

L'influence de la diminution d'oxygène a été nettement mise en relief par des expériences précises d'un grand savant, Claude Bernard. Quand on place un animal sous une cloche où l'air ne peut se renouveler, où il ne peut pénétrer d'oxygène, on ne remarque rien d'anormal tant que la proportion de ce gaz est au-dessus de 15 pour 100. Au-dessous de ce taux, la respiration devient de plus en plus pénible, et l'asphyxie apparaît si la quantité d'oxygène tombe à 3 pour 100.

Voici un fait des plus curieux : si dans la cloche à air vicié où respire depuis deux ou trois heures le premier animal (qui dans l'expérience est un oiseau) sans une gêne trop marquée, on en fait pénétrer un second, celui-ci tombe brusquement asphyxié.

« On admet généralement deux degrés dans les accidents produits par l'air confiné. A un premier degré, on observe simplement du malaise, de la lourdeur de tête, du vertige ; la respiration est gênée, il y a des nausées, parfois des syncopes. Ce sont là les signes d'une asphyxie commençant. A un degré plus avancé, on observe des sueurs abondantes, une soif vive, des douleurs thoraciques, de la difficulté à respirer, parfois du délire, et bientôt la mort. » (PROUST.)

Voici quelques exemples célèbres qui mettront en pleine évidence les dangers de l'air confiné, de l'air vicié par une agglomération d'individus, et qui ne peut se renouveler.

« Aux Indes, cent quarante-six prisonniers anglais, renfermés dans un lieu clos de vingt pieds carrés, succombèrent pour la plupart, après avoir présenté une soif vive, de la suffocation, un besoin d'air si pressant, qu'ils se battirent pour s'approcher des soupiraux. Au bout de huit jours, vingt-trois seulement restaient vivants.

« Rappelons encore qu'après la bataille d'Austerlitz, trois cents prisonniers autrichiens ayant été enfermés dans une cave, deux cent soixante succombèrent par asphyxie en peu de temps. » (PROUST.)

Enfin à Old-Bailey, dans une séance des assises où la foule se pressait, juges, spectateurs, accusés, furent frappés d'asphyxie mortelle [1].

Le seul moyen d'éviter tous ces accidents, c'est de donner aux pièces où seront réunis des individus en nombre un cube d'air suffisant pour que ceux-ci puissent y séjourner sans danger, au cas où l'air ne pourrait être renouvelé suffisamment.

Quel est ce cube? Il est facile à calculer. « On admet généralement qu'un homme adulte absorbe par heure de 20 à 25 litres d'oxygène et qu'il exhale de 15 à 20 litres de gaz carbonique. Il fait pénétrer dans ses poumons 10,000 litres d'air par jour, soit par conséquent 47 litres par heure. Il faut donc qu'une chambre dans laquelle l'air n'est point renouvelé pendant la nuit, c'est-à-dire environ pendant huit heures, ait un cubage d'au moins 30 mètres par tête. » (PROUST.)

Cette donnée est des plus importantes à retenir. Mais il y a mieux encore que de calculer sur un air non renouvelé

1. Voir, dans la *Bibliothèque des Écoles primaires supérieures et professionnelles*, le Cours de chimie de M. Poiré, 1re année, nos 48 et 49.

et de donner par tête un cubage d'air suffisant aux besoins de plusieurs heures, et ce mieux, c'est d'établir un bon renouvellement d'air, c'est-à-dire une bonne *ventilation.*

Nous ne saurions entrer dans de longs détails sur cette question toute technique, et décrire des ventilateurs. Nous dirons seulement qu'il existe deux sortes de ventilation, dont l'une est simple, naturelle, à la portée de tous, partout, et dont l'autre, mécanique, artificielle, exige des appareils perfectionnés. La première consiste à aérer largement, en ouvrant portes et fenêtres aussi souvent que faire se peut, *et en tous cas, à l'école, chaque fois que les élèves quittent une salle où ils viennent de séjourner.* La seconde est l'affaire des architectes et des constructeurs; nous ne saurions nous y arrêter.

CHAPITRE V

L'HABITATION

Sol, exposition, aération. — Chauffage. — Éclairage. Son importance dans l'hygiène de la vue.

22. **Sol.** — L'habitation doit être construite sur un terrain autant que possible sec, résistant et incompressible. Dans les pays où ces terrains font défaut, les habitations sont construites sur pilotis, ou sur des colonnes de maçonnerie enfoncées à une profondeur variable dans le sol.

Le voisinage d'eaux stagnantes constitue un danger, comme les fumiers placés plus haut que l'habitation, dépourvus de fosse et écoulant leur purin à l'entour de la maison.

Le sol des pièces doit être un parquet de bois, à son défaut un carrelage, mais le sol de terre battue, humide et malpropre est des plus déplorables.

Il est bon que la maison soit construite sur une cave bien maçonnée : on évite ainsi en partie l'humidité du rez-de-chaussée. Autant que possible les chambres à coucher ne devraient pas être au rez-de-chaussée, surtout si celui-ci repose directement sur le sol. Les matériaux de construction sont souvent pris dans ce que le sol met à la portée des habitants. En France, où les matériaux abondent, les constructions offrent en général une grande solidité.

On sait que dans les maisons récemment construites, quand les plâtres ne sont pas parfaitement secs, les locataires s'exposent, comme dans tous les lieux humides, à des troubles dans leur santé, à des rhumatismes. Le danger d'*essuyer les plâtres*, suivant l'expression vulgaire, est bien connu.

23. **Exposition.** — C'est un principe bien établi que

l'habitation doit être ensoleillée pendant une partie du jour; mais dans la pratique les opinions des hygiénistes varient sur l'orientation à donner aux habitations. L'exposition au midi est très recherchée; pourtant, si une maison a besoin d'être échauffée, il ne faut pas qu'elle le soit à l'excès.

En somme, une bonne règle à suivre dans une maison, de quelque façon qu'elle soit orientée, serait de placer au sud les pièces où l'on séjourne davantage pendant le jour; par exemple la salle à manger qui, dans les ménages modestes dépourvus de salon, est la pièce où pendant le jour on se tient de préférence. On placerait la chambre à coucher à l'est; la cuisine, les cabinets d'aisances au nord.

24. **Aération.** — L'air est vicié dans les lieux habités par des causes diverses :

1° La respiration d'êtres vivants dans une chambre utilise une partie de l'oxygène et produit une grande quantité de gaz carbonique qui vicie l'air.

2° Le chauffage est une autre source de gaz carbonique et partant d'altération de l'air; de plus il le dessèche et lui enlève ainsi une qualité essentielle, celle de contenir de la vapeur d'eau.

Il est bon, pour parer à cet inconvénient, de placer un récipient plein d'eau sur le poêle ou près de la cheminée. On restituera de la sorte à l'atmosphère, par évaporation, une partie de la vapeur d'eau que le chauffage lui enlève.

3° L'éclairage est encore une cause d'altération de l'air; il consomme une grande quantité d'oxygène en même temps qu'il dégage du gaz carbonique et des gaz toxiques.

4° L'air peut être vicié d'autre part par les émanations des cabinets d'aisances mal entretenus, des eaux ménagères qui s'écoulent mal; dans les maisons pauvres des grandes villes, les *plombs* sont une source de mauvaises odeurs et d'altération de l'air.

On conçoit que, si l'air ainsi vicié n'est pas fréquemment renouvelé dans une chambre close, la vie y deviendra bientôt impossible.

L'exiguïté des chambres vient encore ajouter à ces raisons.

De là la nécessité d'une bonne ventilation, dont nous avons parlé à la fin du précédent chapitre.

Le moyen le plus simple et le plus efficace est évidemment d'ouvrir les fenêtres, et les habitations doivent contenir des baies assez grandes pour permettre à l'air extérieur de pénétrer largement. Dans les temps froids, ce moyen offre des inconvénients. Le tirage des cheminées permet d'aérer moins souvent : il s'établit entre le foyer et les interstices des portes et des fenêtres un courant qui renouvelle l'air ; mais cette ventilation est souvent imparfaite et presque toujours insuffisante ; le mieux est encore de recourir en outre à un renouvellement rapide de l'air par les fenêtres.

25. **Chauffage** [1]. — Le chauffage se fait actuellement par des cheminées, des poêles, des calorifères à circulation d'air chaud, de vapeur ou d'eau chaude.

Les *cheminées*, entre autres avantages, sont un moyen actif de ventilation ; elles offrent de plus un chauffage agréable, mais certainement peu économique. La perte de chaleur qui résulte de ce mode de chauffage, malgré les améliorations qu'on y a apportées, en cherchant à augmenter le rayonnement, constituent un grave inconvénient.

Les *poêles* utilisent une plus grande proportion de la chaleur produite, mais les *poêles métalliques* ont l'inconvénient de chauffer trop rapidement et de laisser la température s'abaisser très vite, dès que le feu est éteint. En outre l'air est altéré, soit par la combustion des poussières organiques, soit par l'absorption de sa vapeur d'eau, soit surtout par la production de l'oxyde de carbone qui traverse les parois des poêles en fonte chauffées au rouge. Cela constitue un grave danger, et l'emploi des poêles *américains* ou *mobiles*, offrant un tirage moins bon, doit être très restreint. Leur présence dans une chambre à coucher doit être

1. Voir dans la *Bibliothèque des Écoles primaires supérieures et professionnelles*, le Cours de physique de M. Poiré, cours de 2e année, chapitre XII.

proscrite ; plus encore celle des poêles genre *brasero*, dont l'usage doit être absolument interdit dans les appartements.

Les poêles en terre ou en faïence chauffent moins, mais ils conservent la chaleur plus longtemps et n'offrent pas tant de dangers dans leur emploi.

Les *calorifères* ont de grands avantages : ils réalisent une grande économie de combustible, ils ne donnent pas de fumée, et ils entretiennent une chaleur égale dans tout un appartement.

Mais dans les calorifères à *air chaud*, si les avantages sont les mêmes que ceux des poêles, les inconvénients ne sont pas moins grands. Ils dessèchent surtout l'air très rapidement et dégradent les appartements en laissant déposer la vapeur d'eau condensée sur les carreaux des fenêtres et sur les murs.

Les calorifères à *eau chaude*, ou *poêles d'eau*, offrent de nombreux avantages quant à la chaleur produite ; mais la pression énorme que les tuyaux ont à supporter les fait parfois éclater et cause de graves accidents. On établit des calorifères à *haute pression*, et malgré de grandes précautions des explosions sont encore fréquentes. Les calorifères *à vapeur* donnent un chauffage rapide, mais on est obligé, pour obtenir un chauffage continu, d'alterner avec les poêles d'eau et de recourir aux calorifères mixtes.

Quant aux matières combustibles à employer, il est certain que la préférence serait donnée au bois, si là encore la question économique n'intervenait. Forcé de renoncer à ce chauffage très coûteux, on recourt au charbon de terre ou au coke. Le charbon de terre fournit une forte quantité de chaleur, mais il produit souvent une trop grande proportion d'oxyde de carbone et constitue par ce fait un danger. Le coke coûte peu et chauffe bien sans offrir au même degré cet inconvénient. On ne peut qu'en recommander l'emploi.

Pour ce qui est des pièces à chauffer, l'appartement tout entier devrait en principe être tenu à la même température. Il n'y a pas de raisons pour ne pas chauffer la chambre à coucher, comme on le prétend parfois. La température à maintenir à l'intérieur dépend de celle qui règne au dehors. Avec 10° au-dessus de 0, on n'a pas froid dans une chambre, s'il fait — 10° au dehors; mais cette température serait insuffisante avec une chaleur extérieure de 10°. En tout cas, il convient de ne jamais chauffer au delà de 17 à 18° dans une chambre.

Enfin il ne suffit pas de chauffer un appartement, il faut pouvoir encore conserver la chaleur produite. Le peu d'épaisseur des murs dans les étages supérieurs s'y oppose et l'attention des constructeurs devrait se porter sur ce point. On conserve souvent la chaleur en plaçant des bourrelets de feutre aux portes et aux fenêtres; c'est une pratique excellente et aisée.

26. **Éclairage.** — Les procédés les plus économiques sont encore recherchés à ce sujet et se trouvent malheureusement opposés aux bonnes conditions hygiéniques.

La lumière solaire est la seule bonne pour les yeux. L'œil a besoin de lumière pour ne pas s'atrophier et le jour satisfait à ce besoin, lui fournit le stimulant indispensable. Les appareils qui remplacent la lumière solaire ont tous des inconvénients; aussi voit-on les gens de la campagne, qui usent peu de l'éclairage artificiel, conserver en général très tard une vue très nette.

Les procédés les plus avantageux sont ceux qui donnent une lumière jaune; aussi recommandera-t-on l'emploi des corps gras d'origine animale ou végétale : la cire, l'huile, les bougies. Mais cet éclairage est coûteux. On recourt alors à des procédés tels que l'éclairage au gaz, au pétrole, qui, en donnant une lumière plus intense, fournissent aussi une chaleur plus grande ; cette chaleur tend à congestionner l'œil, et le pouvoir chimique de ces substances, porté à l'excès, est nuisible. L'éclairage au gaz est certainement une cause importante de l'affaiblissement de la vue. Chez les particuliers qui travaillent le soir et dans les salles d'étude, son emploi est des plus déplorables. Quant à la lumière électrique, ses rayons ont une action sur l'œil beaucoup plus néfaste encore que celle du gaz.

A l'heure actuelle, dans les ménages, c'est encore au pétrole rectifié qu'il convient de donner la préférence; il constitue en somme le meilleur éclairage au point de vue tant hygiénique qu'économique.

CHAPITRE VI

LES ALIMENTS

Falsifications principales des aliments usuels, solides et liquides.

27. La définition du mot *aliment* est bien inutile à donner ici; la conception que chacun a naturellement de ce mot est la meilleure des définitions.

Il n'entre pas dans le cadre de cet ouvrage d'envisager la question de l'alimentation et des aliments sous toutes ses faces, d'énumérer les divers aliments, d'en dire la composition, quelle quantité de tels ou tels principes est nécessaire à l'homme, etc. Ce sont là des questions bien intéressantes, mais d'ordre plus abstrait, plus scientifique, que les questions pratiques que nous avons à traiter.

Ce que nous devons étudier ici, ce que nous devons tâcher de bien faire saisir, c'est un côté simple, mais de haute importance en cette vaste question. Certains aliments peuvent nuire à notre santé, parce qu'ils ont été falsifiés, parce que frauduleusement on leur a incorporé des substances étrangères à leur composition normale; certains autres sont nuisibles s'il en est fait un usage abusif; certains autres enfin sont dangereux, ou parce qu'ils recèlent en eux des germes de maladies que l'homme peut contracter quand il fait usage de ces aliments, ou bien encore parce que, pour diverses raisons que nous dirons ailleurs, ils donnent lieu à des phénomènes d'empoisonnement.

28. **Des falsifications.** — Falsifier un aliment, c'est introduire dans cet aliment des substances étrangères à sa composition normale; tantôt cette pratique ne constitue qu'une simple tromperie, les substances mêlées fraudu-

leusement à l'aliment falsifié n'étant pas nuisibles; tantôt, au contraire, la falsification est éminemment dangereuse, par suite du caractère nuisible des substances qui servent à la pratiquer.

Il y a grand intérêt à connaître sommairement les principales falsifications des aliments usuels, de façon à être en mesure d'en éviter le danger autant que faire se peut.

Nous allons énumérer rapidement les falsifications usuelles des aliments suivants :

Beurre, pâtisseries, café, sucreries. — Lait. — Vin, bière, cidre, eaux-de-vie et liqueurs.

29. **Beurre.** — La falsification courante qu'on fait subir au beurre est d'y introduire de l'oléo-margarine, ou des graisses diverses, produits inférieurs de bas prix; mais il n'y a dans cette falsification qu'une tromperie importante sur la qualité, et non danger pour la santé.

30. **Pâtisseries.** — Les pâtisseries sont l'objet d'une falsification alimentaire qui a, dans ces derniers temps, pris un certain développement. Au lieu du beurre qui rancit, les pâtissiers emploient, dans la confection des gâteaux, de la *vaseline,* qui a les apparences d'un corps gras, mais n'en est pas un. La vaseline ne rancit pas, et c'est là l'avantage que recherche le pâtissier; mais elle n'a pas, comme le beurre ou les graisses, de valeur alimentaire, elle est indigeste, et son usage dans la confection de la pâtisserie est blâmable.

31. **Café.** — Le café est une boisson tonique, dont il faut user avec modération. Les falsifications du café ne constituent pour la plupart que des tromperies sur la qualité de l'objet vendu. — C'est ainsi que l'on mêle aux grains de café de bonne qualité des grains avariés que l'on colore; c'est ainsi qu'on mouille le café torréfié, pour lui rendre le poids que la torréfaction lui a fait perdre; c'est ainsi encore qu'au café en poudre on ajoute de la chicorée et divers autres corps analogues.

En Allemagne, un industriel a eu, ces temps derniers, la pensée de faire des grains de café artificiels avec du plâtre; les grains sont ensuite colorés; ces grains sont destinés à l'exportation. La fraude est d'ailleurs d'une grossièreté extraordinaire.

32. **Sucreries.** — Le danger des diverses sucreries (bonbons variés, sucres d'orge, etc.) réside dans les colorations qu'on fait subir à ces substances; ces colorations variées peuvent être, en effet, obtenues par des colorants *dangereux*, qui sont des poisons, des *toxiques*. Ces colorants artificiels sont interdits par les règlements.

33. **Lait.** — Nous nous arrêterons plus longuement sur le lait; c'est un aliment de haute importance, qu'il convient d'étudier à fond. Il est entendu d'ailleurs qu'il ne s'agit, dans les explications qui vont suivre, que du lait de vache, le seul lait animal qui entre usuellement dans l'alimentation de l'homme.

Nous envisagerons successivement :

Le rôle général du lait dans l'alimentation, et la composition normale de ce liquide;

Les falsifications principales du lait;

Les maladies auxquelles l'ingestion de certains laits que nous déterminerons peuvent donner lieu.

34. *a)* Le lait est un des aliments principaux de l'homme; dans quelques cas, chez certains malades par exemple, il forme l'unique matière d'alimentation; chez les enfants, le lait de vache entre toujours pour une grande part dans la nourriture, et chez certains enfants qui ne peuvent être nourris par la mère ou une nourrice, ce lait est le seul moyen d'alimentation.

Le lait renferme 90 parties d'eau pour 100; les dix autres parties sont formées par : de la *graisse en émulsion;* deux *substances albumineuses*, la caséine et l'albumine; une *matière sucrée*, qui est le sucre de lait ou *lactose*, et des *sels* en quantité minime (phosphates et chlorures de potasse, de soude, de chaux). La densité normale du lait de vache est de 1, 03 environ.

Lorsqu'on abandonne le lait à l'air dans un vase, il ne tarde pas à se couvrir d'une couche épaisse connue sous le nom de *crème*, et formée par la matière graisseuse, qui, plus légère que les autres éléments du lait, monte à la surface.

Dans le lait ainsi exposé à l'air il se produit, après la montée de la crème et après un certain temps d'exposition, un phénomène connu de tout le monde : c'est la coagulation, produite par la précipitation de la matière albuminoïde; cette coagulation indique le développement dans le lait d'un acide, l'*acide lactique* : l'acide lactique est la transformation du sucre de lait sous l'influence de l'action de certains organismes microscopiques qui se sont introduits dans le lait au contact de l'air.

Cette coagulation peut être déterminée, pour la fabrication du fromage, en ajoutant au lait de la *présure*, matière acide qu'on trouve dans la caillette du veau.

Les acides minéraux versés dans le lait la déterminent aussi.

Après la coagulation naturelle du lait, il reste un liquide qui ne comprend plus que le sucre de lait et les sels : c'est le petit-lait.

b) Les falsifications principales du lait consistent à *écrémer* le lait et à le *mouiller*, c'est-à-dire à lui enlever une partie de sa richesse en principes alimentaires, à le rendre moins nourrissant; le *mouillage* peut aussi, nous le dirons plus bas, introduire dans le lait des matières très dangereuses, les germes de certaines maladies.

Lorsqu'on écrème le lait, on le rend plus *dense*. Or, il est facile de vérifier la densité du lait, comme celle de tous les liquides; des instruments spéciaux construits à cet effet, et appelés *lacto-densimètres*, renseignent rapidement sur la densité du lait qu'on soumet à leur épreuve [1].

Le falsificateur qui a écrémé son lait, qui l'a rendu ainsi trop *dense*, est donc amené, pour lui rendre sa den-

1. L'emploi de ces appareils est fondé sur le principe des aréomètres. (Voir dans la *Bibliothèque des Écoles primaires supérieures et professionnelles*, le Cours de physique de M. Poiré, 2e année, n° 101.)

sité réelle, à le *mouiller,* c'est-à-dire à lui ajouter une certaine quantité d'eau.

Un des caractères du lait ainsi *mouillé* est de *tourner,* de se coaguler dès qu'on le porte à une haute température, lorsqu'on le fait cuire, en d'autres termes; ce lait mouillé se coagule aussi *naturellement* beaucoup plus vite que le lait non sophistiqué. Pour prévenir cette coagulation rapide, le falsificateur additionne son lait, déjà écrémé et mouillé, de bicarbonate de soude, *qui l'empêche de tourner.*

Ces falsifications sont regrettables, car elles enlèvent au lait une grande partie de sa valeur nutritive; et la chose est surtout fâcheuse quand la falsification porte sur un lait destiné aux enfants, dont il forme la seule alimentation.

L'usage de ce lait écrémé, mouillé, peu nourrissant, détermine souvent une série d'accidents chez les enfants; nous aurons, dans un chapitre spécial (chapitre XVIII), l'occasion de revenir sur ce sujet. Mais, de plus, l'une de ces falsifications, le mouillage, peut être extrêmement nuisible, devenir l'occasion du développement d'une maladie grave chez les individus qui absorbent ce lait mouillé.

c) Cette maladie, c'est la *fièvre typhoïde,* et voici comment le lait mouillé peut la transmettre. C'est avec de l'eau toujours *non bouillie,* prise ordinairement sans précaution là où elle est sous la main, que le falsificateur mouille son lait : or l'eau autre que l'eau de source, nous l'avons dit, nous le redirons, contient très souvent le germe de la fièvre typhoïde; en versant dans le lait cette eau impure, le falsificateur y met en même temps le germe de la maladie, et le consommateur absorbe ce germe avec le lait falsifié.

Le lait peut encore être pour l'homme, et surtout pour l'enfant, la cause d'une très grave maladie : la *tuberculose* ou *phtisie.*

Dans un chapitre spécial nous dirons ce qu'est la tuberculose, comment on la gagne; mais nous devons dire ici qu'il est bien établi que l'enfant peut être rendu tuberculeux par le lait provenant d'une vache tuberculeuse.

En résumé, nous dirons que le lait, aliment de premier ordre, subit deux grandes falsifications qui lui enlèvent de sa richesse nutritive : l'*écrémage* et le *mouillage*; que le lait mouillé peut recevoir, avec l'eau de mouillage, le germe de la fièvre typhoïde et le transmettre à l'homme qui consomme ce lait; enfin que le lait provenant de vaches atteintes de la tuberculose peut donner cette grave maladie, surtout aux enfants.

Comment se mettre en garde contre tous ces dangers si sérieux?

Dans nos villes, la provenance du lait est inconnue; le lait vendu est un produit complexe plus ou moins écrémé et mouillé, provenant de la traite de plusieurs vaches, qui peuvent être malades et tuberculeuses. Un service d'inspection municipale nous garantit plus ou moins contre l'écrémage et le mouillage; mais c'est à nous de nous garder contre les risques de fièvre typhoïde et de tuberculose. Il y a pour cela un moyen simple, infaillible: *faire bouillir toujours* le lait acheté. Cette règle, qui s'impose absolument dans les villes, met à l'abri de tout danger, car l'ébullition tue les germes dangereux qui pourraient exister dans le lait.

CHAPITRE VII

LES ALIMENTS (*suite*).

Falsifications principales des aliments usuels (*suite*). — Boissons alcooliques. — L'alcool et l'alcoolisme.

35. **Les diverses boissons alcooliques. Leur origine, leur composition, leur degré alcoolique. Alcools industriels.** — On désigne sous le nom de boissons alcooliques une série de boissons variées qui ont toutes pour base commune l'*alcool*, mêlé en proportions plus ou moins fortes à d'autres principes divers.

Les corps désignés en chimie sous le nom d'alcools sont aujourd'hui extrêmement nombreux ; l'alcool que nous envisageons ici, et qui seul doit être entendu dans la langue courante sous cette dénomination d'alcool, est l'alcool éthylique, dont la formule chimique est C^2H^6O.

Les boissons alcooliques sont des plus variées : celles qui sont en usage dans nos pays sont surtout, sont presque exclusivement le *vin*, la *bière*, le *cidre*, les *eaux-de-vie* et *rhums* et les *liqueurs*.

Un mot d'abord sur la composition de chacune de ces boissons et sur la quantité d'alcool qu'elles renferment, quantité d'alcool qu'on désigne couramment par le terme de *degré alcoolique*.

36. **Vin.** — Le vin est le produit de la fermentation du jus de la grappe fraîche [1].

1. Les chiffres ci-dessous donnent la composition moyenne du vin rouge, d'après M. Gautier ; ils permettront de juger d'un coup d'œil quels éléments entrent dans la composition de ce liquide.

Eau	869 «
Alcool (en volume)	100 »
Alcools divers, éthers et parfums	Traces.
Glycérine	6.50
Acide succinique	1.50
Matières albuminoïdes, grasses, sucrées, gommeuses et colorantes	16 «
Tartrate de potasse	4 »
Acides acétique, propionique, citrique, malique, carbonique	1.50
Chlorures, bromures, iodures, fluorures, phosphates de potasse, de soude, de chaux, de magnésie, oxyde de fer, alumine, ammoniaque	1.50
	1,000.00

Dans le vin il entre ordinairement 80 à 92 parties d'eau, 7 à 15 ou 16 pour 100 d'alcool ; l'extrait sec, qui contient la glycérine, l'acide succinique, le chlorure de potassium, le tanin, quelques autres matières minérales, les matières colorantes et l'albumine, est de 15 à 50 grammes pour 1,000.

En moyenne, le vin de France contient 9 parties d'alcool pour 100 de liquide, ce qui s'exprime en disant que le degré alcoolique moyen des vins de France est 9.

37. **Bière.** — La bière est le résultat de la fermentation alcoolique d'un moût spécial composé d'orge germée, qui forme la base de ce moût, et de houblon, qui n'entre là que pour donner le goût et l'amertume caractéristiques.

Le degré alcoolique moyen de la bière est 3.

38. **Cidre.** — Le cidre, dont le degré alcoolique moyen est 5, est le produit de la fermentation alcoolique du jus de la pomme.

39. **Eaux-de-vie.** — Les eaux-de-vie sont des boissons alcooliques où l'alcool entre dans les proportions de 38 à 61 pour 100, c'est-à-dire que le degré alcoolique des eaux-de-vie varie de 38 à 61.

Les eaux-de-vie sont de provenances très diverses, que nous allons indiquer rapidement.

Eau-de-vie de vin. — Cette eau-de-vie, qui était autrefois la seule connue en France, est obtenue par la *distillation* du vin [1], et de préférence du vin blanc. Certaines eaux-de-vie étaient et sont encore renommées : telles celles de la Charente, connues sous le nom de cognac, fine champagne, etc.

Eau-de-vie de marcs de raisin. — Elle est le produit de la distillation des marcs, ainsi que l'indique son nom.

Eau-de-vie de cidre. — Elle est obtenue par la distillation du cidre ; c'est là une industrie localisée en Normandie, où cette sorte de boisson est connue sous le nom de *calvados.*

Eau-de-vie de fruits. — Dans l'Est, on distille les

1. La distillation d'un liquide alcoolique est une opération qui a pour but essentiel de séparer l'alcool du liquide auquel il est mélangé.

jus sucrés de certains fruits, tels que les cerises et les prunes, et c'est ainsi que s'obtiennent les produits connus sous les noms de kirch, d'eau-de-vie de couetsche, etc.

40. **Alcools industriels.** — Tout le groupe des eaux-de vie que nous venons de passer en revue a une caractéristique commune : l'alcool de base est tiré de boissons renfermant de l'alcool ; une simple distillation suffit à séparer cet alcool.

Dans le groupe suivant, la préparation de l'eau-de-vie est tout autre : elle est *industrielle, artificielle*. On s'adresse à des substances diverses qui peuvent, par distillation, céder de l'alcool. L'industrie distille ces substances ; puis l'alcool obtenu est amené au degré de dilution voulu, coloré, aromatisé convenablement, et le produit obtenu ainsi devient l'eau-de-vie marchande.

L'alcool qui forme la base de ces eaux-de-vie industrielles se tire aujourd'hui des substances suivantes :

1° *Grains.* — La distillation du riz, du maïs, du sarrasin, du blé, du millet, du seigle, de l'orge, de l'avoine, des haricots, pois, lentilles, donne aujourd'hui des quantités énormes d'alcool.

2° *Pommes de terre.* — La distillation de la pomme de terre est peu répandue en France ; elle l'est beaucoup plus dans certains pays étrangers.

3° *Betteraves.* — Toutes les racines à sucre telles que les racines de betterave, carotte, panais, navet, peuvent donner de l'alcool par distillation. C'est surtout la betterave que l'on distille, et il se fait aujourd'hui une grande quantité de cette sorte d'alcool.

4° *Mélasses.* — La mélasse est le jus sirupeux que laisse la cristallisation des sucres de betterave, de canne, etc. ; c'est surtout les mélasses de betteraves et de canne à sucre que l'on distille ; le *rhum* et le *tafia* sont le produit de la distillation de la mélasse de canne.

La production de l'alcool de betterave et de mélasse est une industrie du nord de la France.

Depuis un grand nombre d'années, les eaux-de-vie à

base d'alcools industriels ont remplacé prèsque entièrement les eaux-de-vie de vin, qui n'existent plus aujourd'hui qu'en quantité minime.

Liqueurs. — Toutes les liqueurs, de quelque nom qu'on les décore, « ont pour base essentielle l'alcool, le sucre et l'eau, auxquels on ajoute comme accessoires diverses substances aromatiques qui déterminent le nom de la liqueur, et dont le nombre varie à l'infini ».

Le degré alcoolique de ces liqueurs est des plus variables, et souvent fort élevé. Voici les degrés alcooliques des liqueurs les plus usitées en France :

Absinthe suisse	70°
Chartreuse jaune	43°
Bitter français	42°
Bénédictine	34°
Trappistine	34°
Curaçao	32°

41. **L'alcoolisme.** — L'alcool, qui à dose faible peut être une boisson utile à l'homme, devient à dose forte, et surtout à dose forte répétée et prolongée, un terrible danger. C'est un poison véritable, un toxique déterminant alors une série de phénomènes morbides englobés sous les noms d'*empoisonnement* ou *intoxication alcoolique*, d'*alcoolisme chronique*, ou simplement *alcoolisme*.

Chacun sait ce que c'est que l'ivresse : l'ivresse est un empoisonnement, une intoxication aiguë, passagère, produite par l'absorption rapide d'une dose trop forte d'alcool. L'ivresse peut, lorsqu'elle est absolument passagère, lorsque l'excès alcoolique n'est pas répété, ne laisser aucune trace dans l'organisme.

Il en est tout autrement de l'alcoolisme chronique. C'est une épouvantable maladie qui porte sur l'économie tout entière, qui cause la ruine totale de l'individu, dont elle dégrade le *moral* comme le *physique*.

L'alcoolique tremble des mains, et c'est là un phénomène des plus frappants et des plus importants ; il devient maladroit, presque incapable de se servir de ses mains ; son estomac est bientôt atteint; le malade perd l'appétit, vomit ses aliments, et, la désorganisation de l'organe progressant, l'estomac s'ulcère.

L'alcool attaque le foie, et une certaine maladie de cet organe, maladie fatalement mortelle, est des plus ordinaires chez l'alcoolique.

L'intelligence de l'alcoolique baisse rapidement; sa figure prend un air d'hébétude très marqué; il a des cauchemars effrayants la nuit; enfin souvent l'alcoolique est frappé d'aliénation mentale.

Le cours de l'alcoolisme est souvent traversé par un accident terrible, qui peut mettre fin aux jours du buveur : cet accident, c'est le *delirium tremens;* l'alcoolique, à la suite d'un excès de boisson, d'un refroidissement, etc., entre tout à coup dans un délire intense, souvent un délire furieux; en même temps tout son corps est agité, tremble. La terminaison de l'accès de *delirium tremens* est fréquemment la mort, et parfois c'est accidentellement, le malade se blessant, se jetant par la fenêtre, etc., au milieu de son délire, que la mort survient.

Le suicide est aussi très fréquent chez l'alcoolique.

On voit à quelle série de terribles dangers l'abus de l'alcool expose l'individu; mais ce n'est pas tout encore; l'alcoolisme ne frappe pas seulement le malheureux buveur lui-même : il le suit dans sa descendance; il atteint, il dégrade ses enfants; l'enfant de l'alcoolique semble hériter de son ascendant un penchant à s'adonner aux spiritueux; il est souvent d'une intelligence dégradée, et diverses maladies nerveuses des plus graves sont l'apanage de la descendance des alcooliques : telle l'épilepsie.

42. **Comment et pourquoi on devient alcoolique. Rôle des alcools impurs.** — Nous venons de dire en quelques mots ce que c'est que l'alcoolisme; nous avons indiqué les ravages qu'exerce cet empoisonnement chez l'individu.

Nous devons dire maintenant comment et pourquoi on devient alcoolique.

Deux facteurs principaux interviennent dans l'empoisonnement alcoolique :

L'usage répété, journalier, de doses variables d'alcool;

La qualité de l'alcool absorbé.

Une dose élevée d'alcool absorbée passagèrement se traduit par l'ivresse, qui se dissipe et ne laisse nulle trace, si l'excès n'est pas renouvelé.

Le danger est ailleurs; il est dans l'absorption *répétée chaque jour de doses* d'alcool variables, plus ou moins fortes.

L'empoisonnement alcoolique surviendra d'autant plus vite que la boisson ingérée habituellement renferme plus d'alcool, a un degré alcoolique plus élevé.

Le danger du vin, de la bière, du cidre, est minime; il faut absorber une forte quantité de ces liquides pour arriver à ingérer une dose notable d'alcool pur, vu le degré alcoolique peu élevé de ces boissons; aussi le vin, qui de ces trois boissons a le degré d'alcool le plus élevé, ne jouerait-il qu'un rôle minime dans la production de l'alcoolisme, s'il ne fallait compter avec les falsifications qui le rendent dangereux au plus haut point, comme nous le dirons tout à l'heure.

Très grand au contraire est le danger des eaux-de-vie, des liqueurs absorbées chaque jour à doses variables, plus ou moins fortes. Ces boissons ont un degré alcoolique très élevé; elles contiennent, sous un petit volume, une grande quantité de ce corps dangereux; l'usage répété doit conduire fatalement à l'alcoolisme. Et, de fait, ce sont bien là les vrais facteurs de l'intoxication alcoolique. Le *petit verre* d'eau-de-vie qu'absorbent plusieurs fois par jour l'ouvrier, le paysan, ne les conduira jamais à l'ivresse : il les empoisonnera à la longue. Ailleurs, c'est le verre de liqueur qui, absorbé chaque jour à deux ou trois reprises, conduit au même résultat, et parmi les liqueurs il en est une qui joue le rôle le plus funeste : c'est l'absinthe. Les victimes de cette liqueur à titre d'alcool élevé sont si nombreuses, qu'un nom tout spécial a été réservé à l'empoisonnement alcoolique causé par l'absinthe : on l'appelle *absinthisme*. Enfin trop souvent l'empoisonnement par le petit verre d'eau-de-vie et par les diverses liqueurs est combiné ; le petit verre d'eau-de-vie est absorbé le matin et après les repas ; les liqueurs, avant les repas, ces dangereuses boissons ayant la réputation d'être *apéritives*.

L'alcool qui forme la base de toute boisson alcoolique est, nous l'avons dit, l'alcool éthylique (C^2H^6O) : c'est le seul alcool que contient le bon vin, le seul que renferme l'eau-de-vie de vin.

Autrefois la production du vin était abondante en France, et le pays suffisait, et au delà, à ses propres besoins. Le vin naturel abondait, et la seule eau-de-vie connue était l'eau-de-vie de vin, qui, dans les Charentes surtout, avait une grande réputation. Mais les diverses maladies de la vigne, et surtout le phylloxera, en ruinant les vignobles, ont amené de fâcheux changements. La production du vin a baissé dans des proportions énormes, et la France a été dans l'obligation d'importer des vins étrangers, qui, après avoir subi certaines modifications, certaines manipulations dont nous parlerons ailleurs, entrent dans la consommation ; la distillation du vin pour la production des eaux-de-vie a à peu près cessé.

Il a fallu chercher ailleurs que dans cette distillation des sources d'alcool, et c'est alors que sont nées les industries dont nous avons parlé, industries dans lesquelles on tire l'alcool par distillation des grains, mélasses, betteraves, etc.

Ces alcools industriels entrent dans la consommation sous trois formes :

1° Dilués, colorés, aromatisés, ils forment les eaux-de-vie de commerce, sous les faux noms de cognac, fine champagne, etc. ;

2° Ils entrent dans la composition des liqueurs diverses, dont ils forment l'alcool de base ;

3° Ils servent à falsifier les vins.

Or, dans tous ces alcools, produits de l'industrie, si

l'alcool éthylique C^2H^6O forme toujours la base, le principe dominant, il n'est plus seul comme dans le vin naturel et l'eau-de-vie de vin; mais la distillation fournit, outre l'alcool éthylique, une certaine quantité d'autres principes qu'on réunit sous le nom d'*impuretés de l'alcool*, et qui sont des *alcools* dits *supérieurs*[1], de l'aldéhyde, et des produits divers dont le nom ne saurait figurer ici.

Les impuretés communiquent à l'alcool qui les contient un goût désagréable, d'où le nom *d'alcool mauvais goût* donné aux alcools impurs. A la distillation, elles passent soit au commencement, soit à la fin de l'opération, l'alcool éthylique pur passant au milieu : d'où encore les noms de *mauvais goût de tête* et *de queue*, sous lesquels on désigne ces impuretés.

Ces impuretés peuvent, par une série d'opérations dites rectifications, être enlevées au produit de la distillation des grains, betteraves, mélasses, etc., et l'alcool éthylique reste seul, dégagé de toute impureté. Mais ces rectifications sont longues, difficiles, et ne peuvent être faites que par quelques industriels bien outillés : la plupart des alcools industriels sont et restent *impurs*.

Or, si l'alcool éthylique est déjà malfaisant, très malfaisant, bien plus dangereuses encore, bien plus délétères pour l'organisme humain sont les impuretés de l'alcool; une boisson alcoolique est d'autant plus dangereuse qu'elle contient plus de ces impuretés.

L'alcool tiré de la pomme de terre est, de tous les alcools industriels, celui qui contient le plus d'impuretés; puis viennent les alcools de betteraves, de mélasses et de grains.

En 1885, la production totale officielle d'alcool était,

1. On désigne sous le nom d'alcools supérieurs des alcools dont la formule chimique est plus *élevée* que celle de l'alcool éthylique; les alcools dont il est ici question sont :

L'alcool propylique, butylique et amylique.

Le terme *supérieur* est donc loin d'indiquer une qualité supérieure de ces alcools, qui sont au contraire plus malfaisants que l'alcool éthylique.

pour toute la France, de 1,864,514 hectolitres; or voici comment elle se décomposait :

Alcool de mélasses	. . . .	728.523
—	grains	567.768
—	betteraves	465.451
—	marcs	43.853
—	vins	23.240
—	cidres	20.908
—	fruits	7.680
—	divers	7.091

Ainsi donc en 1885 l'alcool tiré de la distillation du vin, c'est-à-dire l'alcool le moins malfaisant, n'entrait que pour pour 23,240 hectolitres dans une production totale de 1,864,514 hectolitres; il avait cédé presque complètement la place à des alcools industriels (mélasses, grains, betteraves), chargés d'impuretés, qui doublent le danger des boissons alcooliques.

CHAPITRE VIII

LES ALIMENTS (*suite*).

Falsifications principales des aliments usuels. — Boissons alcooliques (*suite*).

43. Reprenons, en tirant parti des indications contenues dans le précédent chapitre, l'étude des diverses boissons alcooliques. Nous allons voir combien sont devenues plus dangereuses celles que nous signalons déjà comme nuisibles par le fait de leur degré alcoolique élevé (eaux-de-vie et liqueurs), et d'autre part nous verrons une boisson qu'on pouvait autrefois considérer comme presque inoffensive, le vin, donner lieu à des accidents d'alcoolisme très marqués.

44. **Eaux-de-vie.** — L'eau-de-vie de vin est une rareté aujourd'hui ; ce que le consommateur prend sous ce nom, c'est de l'alcool industriel dilué, coloré artificiellement et aromatisé. Trop souvent l'arome est dû à des essences vendues sous le nom de *bouquets de rhum, bouquets de cognac*, essences complexes et en tous cas extrêmement dangereuses.

L'eau-de-vie de vin véritable était déjà toxique ; combien plus le sont les produits chargés d'impuretés, et combien plus rapidement ils conduisent à l'intoxication alcoolique [1] ! On fabrique des *kirschs* entièrement artificiels avec les mêmes mauvais alcools et l'essence d'amandes amères, produit toxique.

45. **Liqueurs.** — On fabrique aujourd'hui les liqueurs,

1. Les eaux-de-vie de marcs et de cidre contiennent naturellement, quoique à un moindre degré, les mêmes impuretés que les alcools industriels ; beaucoup plus dangereuses que l'eau-de-vie de vin vraie, elles sont toxiques presque au même degré et pour les mêmes raisons que les eaux-de-vie faites avec les alcools d'industrie.

la plupart du temps, par le même procédé qu'on emploie pour fabriquer les eaux-de-vie : on prend de mauvais alcools d'industrie, dont on masque le goût par une substance aromatique forte, variable suivant le nom de la liqueur, qui devient ainsi un double poison : et par son titre alcoolique et par les impuretés toxiques dont elle est chargée : citons comme exemples l'absinthe, les amers, le bitter, etc.

46. **Vin.** — Le vin passait à bon droit autrefois pour une boisson excellente, peu dangereuse, conduisant rarement, et sauf abus marqués, à l'alcoolisme. Il n'en est plus de même aujourd'hui, où, chez des ouvriers s'abstenant d'eau-de-vie et de liqueurs, on voit l'alcoolisme déterminé par l'usage journalier de deux litres de vin.

La raison de ce fait est simple : le vin *à bon marché n'est pas un vin naturel;* c'est un vin falsifié par l'addition de mauvais alcools, d'alcools d'industrie impurs.

Cette sorte de falsification dangereuse porte le nom de vinage : le *vinage* est lié à une autre falsification, le *mouillage :* mouillage et vinage s'appellent et s'enchaînent.

Le vin est d'abord étendu d'eau, c'est-à-dire *mouillé* [1]. Cette opération augmente le volume, mais le titre alcoolique baisse d'autant. Il faut le relever : pour cela on *vine*, c'est-à-dire on ajoute de l'alcool jusqu'à ce que le degré voulu soit atteint.

Si le vinage était pratiqué avec de l'alcool de bonne qualité, il n'y aurait que demi-dommage; mais il y a danger, car le vinage se fait la plupart du temps avec des alcools industriels non rectifiés, impurs.

Ainsi, de par le mouillage et le vinage, voilà le vin chargé de produits toxiques. Ce vin, qui ne contient et ne doit contenir que de l'alcool éthylique, renferme, après ces

1. Une pratique assez répandue consiste à *mouiller* le vin avec de la piquette de raisins secs. Ce n'est là qu'une tromperie; mais trop souvent, au lieu de n'ajouter au vin que de l'eau pure ou de la véritable piquette, on y ajoute, sous cette rubrique, un produit fabriqué avec des glucoses du commerce, qui contiennent de l'acide sulfurique, de l'acide chlorhydrique, des traces d'arsenic, etc... Le danger d'une pareille pratique n'a pas besoin d'être longuement signalé.

manipulations, des substances dangereuses, qui exerceront une action fâcheuse sur le consommateur; le vin était autrefois à peu près inoffensif : le voilà devenu nuisible, toxique, le voilà devenu facteur d'alcoolisme, comme les eaux-de-vie et les liqueurs.

47. En outre du mouillage et du vinage, le vin peut être l'objet d'autres falsifications, dont les principales sont le *sucrage*, la *coloration artificielle*, le *plâtrage* et le *salicylage*.

48. **Sucrage.** — Le sucrage consiste à élever la proportion d'alcool du vin en ajoutant à la vendange du sucre, qui entre en fermentation, produit de l'alcool, et augmente ainsi d'autant le degré alcoolique.

Le sucrage se fait d'après deux procédés : 1° le procédé de Gall : il consiste à ajouter au *moût* 20 à 24 pour 100 de sucre ; 2° le procédé de Petiot : on arrose d'eau sucrée le marc sortant du pressoir, on laisse fermenter, on soutire et on ajoute aux autres portions du vin.

Le sucrage effectué avec du sucre de canne ajouté en quantité raisonnable serait une pratique fort acceptable ; mais, par malheur, c'est ordinairement avec de mauvais glucoses commerciaux, impurs et dégageant pendant la fermentation des alcools supérieurs nuisibles, que se fait le sucrage, qui, ainsi pratiqué, doit être condamné.

49. **Coloration artificielle.** — Elle est une conséquence du mouillage ; le vin mouillé ayant peu de couleur, il faut rehausser celle-ci par la coloration artificielle. On emploie pour cette coloration des matières colorantes végétales ordinairement inoffensives, telles que le sureau (très employé en Espagne), mais souvent aussi des couleurs dérivées de la houille (sulfo de fuschine, rouge de Biebrich, etc.), qui doivent être absolument proscrites.

50. **Plâtrage.** — « L'addition du plâtre à la vendange rend la fermentation plus rapide et complète ; elle empêche ou rend difficiles les fermentations ultérieures, elle relève le degré d'acidité du vin : d'où résulte une coloration plus intense et plus vermeille ; elle dépouille et clarifie le vin, le rend rapidement marchand, et facilite sa conser-

vation. Au point de vue du commerce, les vins plâtrés supportent mieux les chaleurs, les transports, les manipulations, etc., etc. » (MARTY.)

« Ordinairement le plâtrage consiste à ajouter à la vendange dans la cuve, et par couches alternant avec le raisin, du plâtre dans la proportion de 2 à 8 kilogrammes pour 100 kilogrammes de vendange. » (RICHARD.)

Le plâtrage est fort en honneur dans le Midi, ce qui se conçoit assez, étant donnés tous les avantages *marchands* de cette pratique; par malheur, l'hygiène ne s'en accommode guère. En effet, le sulfate de chaux ainsi introduit dans le moût décompose le bitartrate de potasse qui existe naturellement dans le jus de raisin, et donne du sulfate neutre de potasse, corps purgatif et irritant, et du sulfate acide de potasse, corps caustique et nuisible. La présence de ce sulfate de potasse explique les accidents gastriques et intestinaux incontestables que fait naître l'ingestion du vin plâtré.

Le vin contient naturellement du sulfate de potasse; mais il n'en contient au maximum que 6 centigrammes par litre, tandis que cette quantité peut s'élever dans les vins plâtrés à 8 grammes par litre et plus.

L'Académie de médecine, en 1888, considérant d'une part que le plâtrage est souvent dans une certaine mesure utile au vin, mais que d'autre part la quantité de sulfate de potasse résultant de cette pratique ne saurait sans inconvénient être élevée au delà de 2 grammes, a émis l'avis que « la présence du sulfate de potasse dans le vin de commerce, quelle qu'en soit l'origine, ne saurait être tolérée que jusqu'à la limite maxima de 2 grammes par litre ». Une loi du 1er avril 1891 a consacré l'avis de l'Académie de médecine. Pareille limitation est adoptée par les pays voisins, tels que l'Allemagne et l'Italie.

51. **Salicylage.** — L'acide salicylique a été employé pour conserver le vin, comme il l'a été pour d'autres substances alimentaires.

L'acide salicylique ne saurait être absorbé journellement, même à doses minimes, mais répétées, sans inconvénient grave pour l'économie, et c'est à juste titre que son addition à toute matière alimentaire, quelle qu'elle soit, est condamnée par l'hygiène et défendue par la loi.

Ajoutons enfin qu'il existe dans le commerce des vins fabriqués de toutes pièces, où n'entre pas un gramme de vin naturel. On a cité devant une commission sénatoriale, procédant à une enquête sur la consommation de l'alcool en France, le cas d'une maison de Valence (Espagne) faisant un commerce considérable d'exportation pour les vins. On y fabriquait du vin avec de l'eau, un peu d'alcool et de " l'extrait sec ", produit artificiel du commerce.

52. **Bière**. — La bière se fabrique, nous l'avons dit, avec de l'orge germée *(malt)*. qui donne l'alcool par fermentation, et du houblon, qui donne l'amertume et l'arome.

Une première catégorie de falsifications consiste à remplacer l'une et l'autre substance fondamentale par des produits moins chers et à peu près similaires. Le malt est remplacé par du glucose souvent impur et malfaisant; le houblon, par diverses substances amères : acide picrique, quassia amara, coque du Levant, buis, noix vomique, qui ne sont pas toutes inoffensives, il s'en faut.

On *mouille* la bière comme on mouille le vin. On additionne la bière d'*alcool*, et, naturellement, d'alcool plus ou moins pur : c'est là une falsification fréquente pour les bières allemandes, qui doivent être transportées au loin et que l'alcool ajouté conserve ; enfin, pour conserver ces mêmes bières, on pratique le *salicylage*, c'est-à-dire qu'on y introduit de l'acide salicylique, substance dangereuse et nuisible.

53. **Cidre**. — Nous n'insistons pas sur les falsifications du cidre; elles sont celles des autres boissons (mouillage, addition d'alcool, etc.) et ne présentent rien de particulier.

54. Nous venons de passer rapidement en revue les principales falsifications au moyen desquelles des industriels et des commerçants peu scrupuleux altèrent les aliments les plus usuels, solides ou liquides. Quant aux moyens à employer pour reconnaître ces falsifications, il

n'y en a point que nous puissions signaler comme vraiment pratique pour le consommateur, simple particulier.

Depuis plusieures années, il a été établi dans les villes les plus importantes des laboratoires municipaux, dans lesquels des experts chimistes ont pour mission d'examiner les produits alimentaires suspects et de signaler les falsifications qu'ils découvrent. C'est une institution utile qu'il y aurait intérêt à répandre le plus possible. Dans les localités où ces laboratoires existent, les consommateurs ne doivent pas hésiter à porter au laboratoire municipal les denrées sur lesquelles ils ont des doutes et à en demander l'analyse.

55. **Accroissement de l'alcool en France. Conséquences.** — Nous avons, dans le chapitre précédent, montré ce que c'est que l'alcoolisme; nous savons comment et pourquoi on devient alcoolique. Il nous paraît bon, en terminant, d'insister sur cette triste considération : c'est que l'alcoolisme augmente d'année en année dans notre pays, et que si, fort heureusement, il n'y a encore chez nous rien de comparable à ce qui existe dans quelques contrées du nord de l'Europe, le mal n'en est pas moins grave, très grave, et qu'il serait temps d'y mettre un frein; la connaissance plus répandue des dangers de l'alcool serait assurément, entre tous, un bon remède.

De 1840 à 1850, la production annuelle de l'alcool pur [1] était en moyenne de 891,100 hectolitres. Dans la période de 1870 à 1875, elle passait à 1,591,070 hectolitres en moyenne annuelle; en 1883, elle arrivait au chiffre colossal de 2,011,016 hectolitres; en 1885, elle était de 1,864,514. Et il faut bien savoir que les chiffres si élevés des dernières années ne représentent pas la véritable quantité d'alcool produite : il en est une partie, en effet, qui échappe complètement à l'estimation officielle, c'est celle produite par les *bouilleurs de cru* [2], et il n'est pas

1. Il faut entendre par là l'alcool des eaux-de-vie et liqueurs et non l'alcool contenu dans le vin, la bière, le cidre.

2. On appelle ainsi les propriétaires qui convertissent en eau-de-vie le produit, le cru de leurs vignobles.

exagéré d'ajouter de ce fait quelque cent mille hectolitres annuellement au chiffre officiel !

En France, en 1830, on consommait en moyenne $1^l.12$ d'alcool pur par tête; en 1845, cette quantité s'élève à $3^l.85$, quantité d'ailleurs inégalement répartie sur le territoire français, et variant de $13^l.40$ d'alcool pur dans la Seine-Inférieure, à 60 centilitres dans la Savoie.

Un fait bien remarquable, et dont le danger apparaît nettement, c'est que la consommation du vin baisse, en même temps que celle des eaux-de-vie et liqueurs s'élève.

En 1873, on buvait 119 litres de vin par tête en France; en 1885, on en buvait 75 litres.

Abaissement de la production du vin, boisson hygiénique peu alcoolique; accroissement de la production d'alcool pur, et par conséquent de la consommation des eaux-de-vie, liqueurs, etc., boissons alcooliques, boissons dangereuses : voilà le fait capital de ces dernières années.

Ajoutons, et c'est là une notion déjà acquise, que cet alcool, qui est aujourd'hui produit en quantités si élevées, est en presque totalité un alcool d'industrie, alcool dangereux, plus délétère encore pour l'organisme que l'alcool de vin, autrefois à peu près seul connu.

En 1875, on comptait en France 1 débit de boissons par 109 habitants; en 1885, il existait (sans compter Paris) 399,145 débits de boissons, soit 1 pour 94 habitants, et dans certaines contrées le rapport du nombre des débits à celui des habitants s'abaisse à 1 pour 46 habitants (Nord), 1 pour 66 habitants (Seine-Inférieure)! L'alcoolisme n'est pas uniformément réparti en France; c'est dans les départements du Nord, et dans les départements avoisinant la Manche, qu'il est le plus accusé; en d'autres termes, *c'est dans les départements à bière et à cidre;* si l'alcoolisme est plus marqué là que partout ailleurs, il n'en est pas moins tristement évident qu'il progresse partout en France dans des proportions effrayantes.

Les conséquences de cet accroissement sont désastreuses pour notre pays; quelques mots les feront ressortir :

En 1861, sur 100 *aliénés*, on en comptait de 8 à 9 dont la folie était due à l'alcoolisme; en 1885, il y en avait 16 pour 100.

En 1876, 489 *morts accidentelles* pouvaient être rapportées à l'alcoolisme; en 1885, on comptait 538 de ces décès.

La proportion des suicides par alcoolisme s'est élevée aussi très sensiblement; en 1885, 868, soit 11 pour 100 des suicides, étaient dus à l'alcoolisme.

La *criminalité* est plus forte que partout ailleurs dans les départements adonnés à l'alcoolisme, et la provenance de certains crimes ou délits (contre les mœurs) semble tout particulièrement liée à l'alcoolisme.

On voit donc quels sont les dangers terribles, et pour l'individu et pour la société, de cette progression constante de l'alcoolisme dans notre pays.

« Pour nous, l'avenir appartient aux peuples sobres, » a-t-on dit dans une phrase célèbre; et ce mot n'est que trop justifié par ce que nous venons d'étudier.

CHAPITRE IX

LES ALIMENTS (*fin*).

Viandes dangereuses : parasitisme et germes infectieux (ladrerie, trichinose, charbon, tuberculose). — Viandes putréfiées : intoxication par la viande de porc ; les saucisses.

56. — Nos aliments peuvent être pour nous, dans certains cas qui vont être précisés, la source de maladies plus ou moins graves, parfois la cause d'empoisonnements mortels.

Certains aliments, et spécialement, ou, pour mieux dire, presque exclusivement la viande, sont dangereux, parce qu'ils renferment en eux des parasites qui passent avec la viande ingérée dans notre corps, s'y développent, et causent ainsi diverses maladies.

D'autres substances alimentaires, très variées dans leur nature : viandes diverses, légumes, fromages, etc., nous causent un véritable empoisonnement, si elles viennent à s'altérer et à être consommées dans cet état d'altération.

57. **Maladies d'origine alimentaire.** — On désigne sous le nom de *parasite* tout être qui vit aux dépens d'un autre être qui lui sert d'hôte.

D'une façon très grossière, mais utile pour notre sujet, nous dirons que la viande peut renfermer deux sortes de parasites :

1° Des parasites qui, lorsque la viande où ils habitent est consommée par nous, changent d'hôte et deviennent les parasites de notre organisme. Parmi ces parasites nous n'aurons à examiner que deux espèces : les ténias et les trichines ; nous ne parlerons donc que des viandes qui peuvent nous donner le ténia et la trichine.

2° Des parasites infiniment plus petits, bien connus aujourd'hui sous le nom de microbes, parasites agents des maladies dites maladies contagieuses. La viande qui entre dans notre consommation peut renfermer deux espèces de ces microbes : le microbe du charbon et le microbe de la tuberculose.

Nous dirons donc quelques mots des viandes charbonneuses et des viandes tuberculeuses.

LES TÉNIAS : TÆNIA SOLIUM ET TÆNIA INERME :

1° *Tænia solium* de l'homme. — Ladrerie du porc ;
2° *Tænia inerme* de l'homme. — Ladrerie du bœuf.

58. **Tænia solium de l'homme. — Ladrerie du porc.** — L'intestin de l'homme renferme quelquefois un ver parasite, bien connu sous le nom de *tænia solium*. Le *tænia solium* mesure de 4 à 8 mètres de long ; il a la forme aplatie, la forme d'un ruban s'effilant finement à une de ses extrémités : cette extrémité est la tête du ver. Le ruban se compose d'une série d'anneaux rectangulaires qui s'ajoutent les uns aux autres, et c'est ainsi que se fait progressivement le développement du ver.

La tête porte quatre ventouses ou suçoirs et une couronne de crochets (vingt-quatre à trente-deux) ; ces organes servent au ver pour se fixer solidement sur la membrane interne de l'intestin.

Les anneaux, qui portent aussi le nom de *proglottis*, s'emplissent d'œufs, à commencer par les derniers formés ; les anneaux ainsi remplis d'œufs se détachent et sont expulsés de l'intestin avec les matières fécales.

L'origine de ce parasite est dans la viande des porcs dits ladres, et c'est en absorbant sans précaution la viande de ces porcs ladres que l'homme introduit dans ses intestins le tænia solium.

Voici l'explication de ce phénomène.

Un individu atteint de *tænia solium* expulse, avons-nous dit, avec ses matières fécales, des anneaux du parasite, remplis chacun d'une innombrable quantité d'œufs. Ces œufs sont très résistants aux causes de destruction. « Ils peuvent se conserver intacts pendant longtemps dans le sol, les fumiers, les mares, les flaques d'eau, etc. C'est là

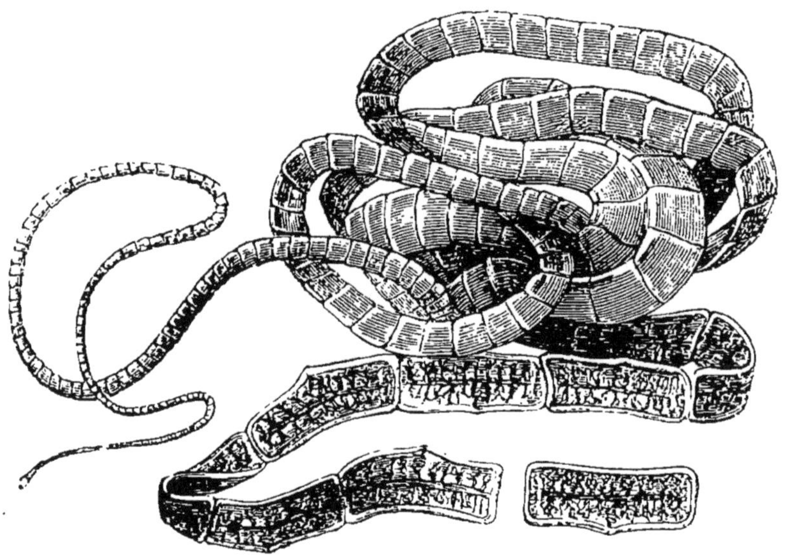

Fig. 5. — *Tænia solium.*

que le porc peut prendre les œufs du ténia entraînés par les eaux pluviales. Ses habitudes et celles des populations rurales au milieu desquelles il vit sont des conditions éminemment favorables à son infection. Dans les campagnes, les matières fécales sont habituellement déposées au dehors, sur les fumiers surtout, où les porcs ont l'habitude de vaguer » (Prof. NEUMAN). Les porcs viennent manger les excréments et avalent ainsi directement, si ces excréments proviennent d'un homme atteint de ténia, une grande quantité d'œufs du parasite.

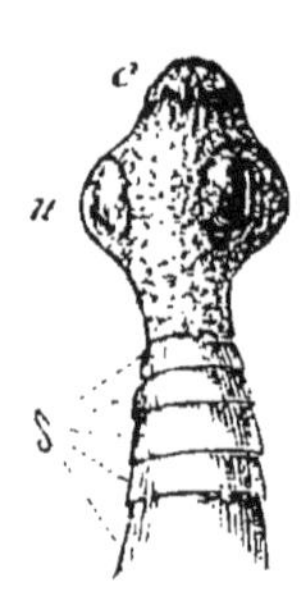

Fig. 6. — Tête de ténia.

Dans l'estomac du porc, la coque des œufs du ténia est dissoute par les sucs digestifs, et l'*embryon* de ténia qu'ils contiennent est mis en liberté. Ces embryons traversent alors les parois de l'estomac ou de l'intestin, et se disséminent, à la faveur du courant circulatoire, dans l'organisme. Ils s'arrêtent de préférence dans les muscles. Là ils subissent une intéressante transformation : ils donnent chacun naissance à une vésicule blanchâtre, transparente, emplie de liquide, de la grosseur d'un grain de maïs à celle d'un pois, qui contient une tête de *ténia invaginée* avec ses ventouses et ses crochets.

Un porc peut ainsi loger dans ses muscles une quantité innombrable de ces vésicules, appelées vulgairement *grains de ladre;* et le porc ainsi infesté est dit *ladre.* Un des sièges préférés du *grain de ladre* est la langue, et surtout le tissu lâche qui se rencontre sous la langue de chaque côté du frein : il est facile d'apercevoir en cet endroit, sur le porc vivant, les grains de ladre, sous

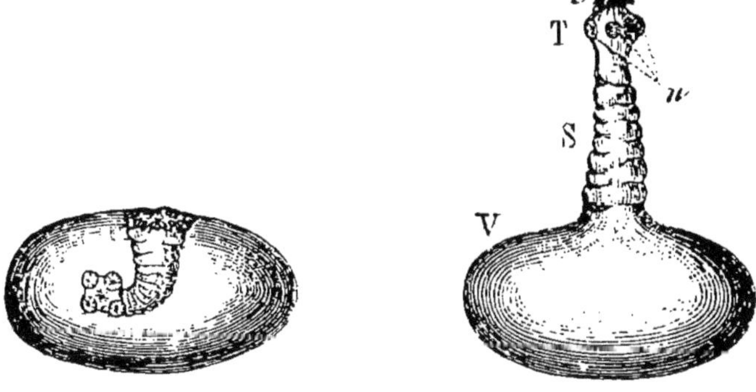

Fig. 7. — Grain de ladre.

forme de petits grains blanchâtres, transparents, et de les sentir fort bien au toucher. Rechercher sur le porc vivant les grains de ladre sous la langue s'appelle *langueyer* le porc, et c'est là une pratique fort importante ; tout porc chez qui le *langueyage* montre la ladrerie doit être rejeté de la consommation.

Dans la chair du porc ladre, le grain de ladre reste comme endormi; pour acquérir son état parfait, pour repasser à l'état de ténia, le parasite doit revenir dans l'intestin de l'homme.

Cette migration se fait d'une façon simple. Si un homme

vient à avaler sans précaution de la viande de porc ladre, le grain de ladre se dissocie sous l'action du suc de l'estomac; la tête de ténia qu'il contient devient libre, passe dans l'intestin, se fixe à la membrane interne par ses ventouses et ses crochets, et dès lors le développement parfait s'accomplit par la production d'anneaux qui s'ajoutent les uns aux autres, formant le long ruban dont nous avons parlé.

Ainsi donc le *tænia solium* a deux stades bien distincts dans son développement : un de ces stades s'accomplit dans l'intestin de l'homme, et l'autre dans la chair du porc; c'est en avalant de la chair de porc ladre que l'homme contracte le *tænia solium;* c'est en avalant les anneaux, rejetés avec les matières fécales par l'homme qui porte un *tænia solium,* que le porc devient ladre.

Le fait de porter dans son intestin ce parasite ne constitue pas pour l'homme une maladie dangereuse, mais seulement un sérieux ennui. Dans les préjugés populaires, le ver solitaire joue un grand rôle, et une quantité de maux sont rapportés à la présence de ce parasite dans l'intestin : il n'en est rien en réalité; le *tænia solium* n'est pas pour l'homme un hôte dangereux, mais seulement un hôte incommode.

Comment pouvons-nous nous mettre à l'abri du *tænia solium?* Connaissant son origine, la réponse est facile : il suffit de ne pas manger de viande de porc ladre, ou mieux encore de traiter toute la viande de porc comestible de façon à y détruire absolument les grains de ladre.

Le grain de ladre est visible à l'œil nu, et son aspect est assez remarquable pour qu'on puisse reconnaître la ladrerie du porc, surtout si les grains sont en assez grande quantité. Dans les grandes villes, la viande de porc mise en vente est inspectée, et les inspecteurs de boucherie laissent bien rarement échapper à leur examen un porc ladre.

Dans les campagnes, où le porc est abattu et consommé sur place, la ladrerie passerait plus facilement inaperçue, par suite de l'ignorance des propriétaires du porc ladre et des acheteurs de la viande. Mais heureusement, en admettant que la viande d'un porc ladre entre dans la consommation, n'ayant pas été reconnue à temps pour dangereuse et écartée, nous avons un moyen de détruire entièrement le grain de ladre : ce moyen, c'est la cuisson *parfaite de la viande de porc,* sous quelque forme qu'elle se consomme, fraîche ou à l'état de jambon. Le grain de ladre ne résiste pas à une température de plus de 50° maintenue pendant quelque temps.

On admet aussi qu'une forte *salaison* et une *fumure* prolongée tuent le grain de ladre.

59. **Tænia inerme. — Ladrerie des bêtes bovines.** — Le *tænia solium* est, à l'époque actuelle, surtout en France, où l'on ne consomme guère la viande de porc que bien rôtie, où cette viande est sur les marchés l'objet d'une surveillance efficace, plus rare qu'un autre ténia, le ténia inerme.

Ce ténia nous vient de la viande des bêtes bovines (bœufs, veaux, vaches, génisses).

Dans la chair de ces bêtes, il existe à l'état de vésicule, plus petite que le grain de ladre du porc. Cette vésicule contient une tête de ténia pourvue de quatre ventouses, mais dépourvue de crochets, *inerme,* c'est-à-dire sans armes, sans crochets.

Si l'homme vient à avaler de la viande de bovidé contenant ces vésicules, il contractera le ténia inerme, et cela par un mécanisme tout à fait analogue à celui qui opère la transformation des grains de ladre, introduits dans l'intestin de l'homme, en *tænia solium.*

La vésicule se dissocie dans l'estomac sous l'influence des sucs digestifs; la tête du ténia devenue libre passe dans l'intestin et se fixe sur la membrane interne; le corps du parasite se développe en un long ruban, en une série d'anneaux, dont les derniers s'emplissent d'œufs. Ces anneaux sont rejetés avec les excréments de l'homme qui porte le ténia, et avalés par les bovidés avec les herbages ou l'eau de boisson, et infectent ces animaux. Ici, comme nous l'avons dit pour le porc avalant des œufs de *tænia solium*, l'œuf de ténia inerme se dissocie dans l'estomac; l'embryon mis en liberté traverse les membranes de l'estomac et de l'intestin, et va se fixer dans la chair de l'animal, où il se transforme en une vésicule contenant une tête de ténia.

Pas plus que le *tænia solium*, le ténia inerme n'est un hôte dangereux pour l'homme; mais il est aussi fort incommode.

Comment s'en préserver? Il est très rare que dans nos abattoirs on découvre un bœuf ladre, et cependant, nous l'avons dit, le ténia inerme devient de jour en jour plus fréquent. Il est donc probable que, soit à cause de sa petitesse, soit à cause d'une inspection moins attentive, le parasite échappe souvent aux yeux de l'inspecteur des viandes.

Et puis il existe dans nos pays, et surtout dans les villes, une habitude qui tend à se généraliser : c'est de manger la viande de bœuf peu cuite, saignante, et quelquefois même violette. En outre, on sait que les médecins prescrivent souvent aux malades ou convalescents de la viande crue, et presque toujours la viande choisie est la viande de bœuf, c'est-à-dire une viande où peut se trouver le germe du ténia inerme.

Si l'on doit se mettre au régime de la viande crue, il sera bon d'avaler, non de la viande de bœuf, mais de la viande de mouton, qui est exempte de tout danger.

Quant à l'habitude de manger la viande de bœuf à peine cuite, violette ou saignante, c'est une habitude condamnable : c'est là qu'il faut voir l'origine de tous les ténias inermes de l'homme.

La température nécessaire pour tuer le grain de ladre du ténia inerme n'est pas très élevée. « On sera à l'abri de tout danger, si l'on ne consomme que des viandes dont les parties les plus centrales offrent, au lieu d'une teinte rougeâtre, un aspect gris rosé caractéristique. Celui-ci indique que la température des points qui le présentent a atteint environ 70° (minimum), température bien suffisante pour détruire sûrement les parasites en question. »

60. Trichine et trichinose. Viande de porc trichinée. — On désigne sous le nom de *trichine* un ver dont l'histoire naturelle peut, en ce qui concerne notre sujet, se résumer brièvement de la façon suivante :

La trichine est un parasite, c'est-à-dire qu'elle vit et se développe dans le corps d'un animal qui lui sert d'hôte.

La trichine a deux états :

1° L'état de larve, c'est-à-dire l'état où elle n'a pas encore de sexe.

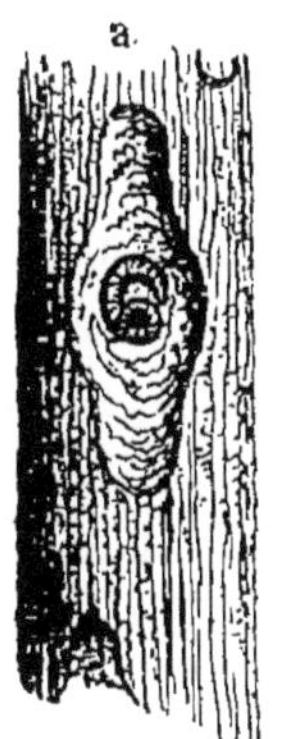

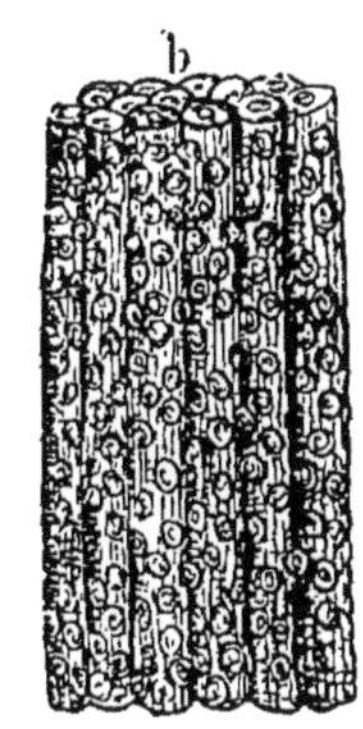

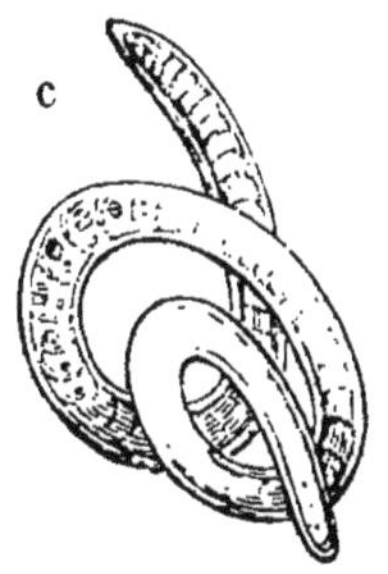

Fig. 8. — *a*, trichine enkystée dans un muscle (grossie).
b, un muscle trichiné.
c, trichine libre.

2° L'état adulte ; la larve, pour passer à l'état adulte, se sexue.

La trichine est de petites dimensions ; elle est invisible à l'œil nu.

A l'état de larve, la trichine vit dans la chair du porc, du rat, de l'homme : la larve de trichine se présente dans la chair de ses hôtes sous un aspect tout spécial : elle s'enroule en spirale, et s'entoure d'une espèce de membrane, à laquelle on donne le nom de *kyste*. Les kystes de trichine sont de petits grains invisibles à l'œil nu, logés dans l'intervalle des fibres musculaires qui composent la chair des animaux ; seul l'examen par les instruments grossissants, tels que forte loupe ou microscope, peut révéler l'existence de ces kystes.

Lorsque l'homme vient à avaler de la viande de porc contenant des trichines, voici ce qui se passe : sous l'action des sucs digestifs, la membrane qui enveloppe le ver à l'état de larve se désagrège ; la larve de trichine est mise en liberté dans l'intérieur du tube digestif ; là elle se sexue, elle passe à l'état *adulte*, et bientôt chaque femelle donne naissance à un nombre prodigieux d'embryons, de larves (de 10,000 à 15,000 par femelle), qui traversent la paroi de l'intestin et vont se fixer dans les muscles de l'économie, où ils s'enroulent et s'enkystent, ainsi que nous l'avons exposé.

Lorsque le nombre de ces kystes de trichine n'est pas considérable, la santé de l'individu qui les porte n'est pas grandement altérée ; mais si la viande de porc avalée contient une grande quantité de trichines et si, par suite, les embryons nés de ces trichines dans l'intestin humain, et qui vont se fixer dans les muscles et y former les kystes, sont en nombre considérable, l'individu peut être atteint d'une manière très grave et parfois même mortelle. La maladie causée par la présence du parasite est décrite sous le nom de *trichinose*.

Les porcs indigènes français sont très rarement trichinés, et la trichinose est exceptionnelle en France ; mais il n'en est pas de même des porcs de l'Allemagne et surtout de l'Amérique du Nord.

En Allemagne, la trichinose humaine est très fréquente, et donne lieu à des épidémies graves, où les morts ne sont pas rares ; mais il faut dire qu'en Allemagne, et surtout dans l'Allemagne du Nord, les habitants ont la fâcheuse habitude de consommer *crue* la viande de porc hachée.

L'Amérique du Nord nous expédie en grandes quantités des viandes de porc salées. Ces viandes contiennent beaucoup de trichines. L'importation en a été interdite pour cette raison. Cependant la salaison, *si elle est bien faite,* a pour résultat de tuer les trichines.

Il existe deux moyens pour tuer la trichine dans les chairs qu'elle habite. Ces moyens sont la *salaison* et la *cuisson*. La salaison est bonne, mais elle est loin d'offrir, en raison de son imperfection possible, de ses lacunes, les mêmes garanties que la cuisson. La cuisson bien faite, portée à un degré élevé, est le vrai moyen de détruire les kystes de trichine et de se garer de tout danger.

En France, nous avons l'habitude excellente de ne consommer la viande de porc que bien cuite, et c'est sans doute à cette habitude, au moins autant qu'à la rareté de la trichinose chez les porcs indigènes (car ceux-ci ne sont pas les seuls consommés en France), que nous devons de compter si rarement des cas de trichinose humaine dans notre pays.

En règle générale, la viande de porc, toujours un peu suspecte, ne doit être consommée que bien cuite; ainsi on se mettra toujours à l'abri et du tænia solium *et de la trichine.*

61. **Charbon et tuberculose. Viande d'animaux charbonneux et tuberculeux.** — En deux parties de ce livre nous exposerons en détail ce qu'est le *charbon* (ch. XII et XIX). Dans un des chapitres suivants, nous dirons aussi en détail ce qu'est la tuberculose; cet article sera donc court, et se bornera seulement à quelques mots sur les viandes charbonneuses et tuberculeuses et leurs dangers.

Le *charbon* frappe tout spécialement, parmi les animaux, le mouton, les bovidés et le cheval. Le mouton et les bœufs sont par excellence les animaux de boucherie; le cheval, qui est d'ailleurs beaucoup plus rarement atteint, n'entre encore que fort peu dans la consommation de boucherie. Toutes les parties des animaux charbonneux renferment le germe du charbon; la viande en est remplie.

L'homme est apte à contracter le charbon de diverses manières; mais il est très certain que, surtout à l'étranger, il a été observé des cas de charbon humain chez des individus qui avaient avalé de la viande d'animaux charbonneux; ces cas ont été toujours mortels.

La viande charbonneuse est rarement mise en vente, et ne peut l'être que si l'on élude la loi qui prescrit l'abatage et l'enfouissement des animaux charbonneux et interdit la mise en vente de leur viande. Sur les marchés des grandes villes, où la viande est soumise à l'examen des inspecteurs, la viande charbonneuse, aisément reconnaissable, ne saurait échapper à la saisie. Ce qu'il faut bien retenir en tout cas, c'est que ces viandes sont dangereuses, et qu'on ne doit jamais de parti pris, volontairement, se laisser aller à consommer soi-même et à donner aux autres la viande éminemment dangereuse d'animaux qui viennent de succomber à la maladie ou qui ont été abattus. En cherchant à éluder les sages prescriptions de la loi, on s'exposerait et on exposerait les autres à des risques de mort.

La *tuberculose* est une maladie commune à l'homme et à certains animaux, au premier rang desquels sont les bovidés. Nous dirons ailleurs quels ravages exerce la tuberculose dans l'espèce humaine, et comment s'exerce la contagion de cette maladie, c'est-à-dire d'homme à homme le plus souvent. Toutefois on a craint, non sans raison, qu'en certains cas l'usage de viandes provenant d'animaux de l'espèce bovine tuberculeux n'exerçât une fâcheuse influence sur l'homme et ne pût lui transmettre la maladie. Aussi un décret récent a-t-il prescrit que la viande de bovidés tuberculeux ne pourrait être mise en vente que si l'animal n'était pas atteint d'un degré de tuberculose avancé. Dans le cas de tuberculose peu marquée, les lésions sont peu étendues, et la viande n'est pas altérée.

Le même décret prescrit, en revanche, et avec grande raison, l'interdiction absolue de l'usage du lait de vaches tuberculeuses.

Ce chapitre sur les dangers de la tuberculose provenant de l'alimentation serait incomplet, si nous ne signalions expressément la fréquence de la tuberculose *chez les volailles*. Chez ces animaux, la tuberculose frappe surtout les organes de la cavité abdominale, et en particulier le foie, qui souvent paraît absolument sain à l'œil nu, alors qu'il est peuplé de myriades des microbes qui causent la tuberculose. Les foies de volailles sont un mets très recherché, et souvent ils sont consommés *à peine cuits,* c'est-à-dire alors que le germe de la tuberculose y est encore vivant. Nous ne saurions donner un meilleur conseil que de recommander expressément de s'abstenir de consommer les foies de volaille, et d'une façon générale tous les viscères de volaille : ce sont autant d'aliments très dangereux.

62. **Empoisonnements d'origine alimentaire : intoxication par les substances alimentaires altérées.** — Les substances alimentaires qui ont subi un degré plus ou moins considérable d'altération, de putréfaction, sont des plus dangereuses pour le consommateur, chez qui elles développent des accidents graves, qui peuvent aller jusqu'à la mort.

Un mot d'explication, d'abord, sur le mécanisme de cet empoisonnement.

Dans toute putréfaction de matière organique, il est bien établi aujourd'hui qu'il se forme de bonne heure, dès le début de la putréfaction, des poisons chimiques spéciaux. Il n'y a pas bien longtemps que nous avons la notion de ces poisons, et, à vrai dire, ils ne sont pas tous connus, ni connus en détail; mais nous savons pertinemment qu'ils existent, et que l'ingestion d'une substance putréfiée, à un degré d'ailleurs plus ou moins avancé, équivaut pour l'homme à l'absorption d'une certaine dose de ces substances toxiques. A ces substances on a donné le nom de *ptomaïnes.*

63. **Empoisonnement par les préparations de charcuterie altérées.** — Le cas le plus commun, le mieux connu, d'intoxication par des substances alimentaires altérées est l'intoxication par les préparations de charcuterie, les boudins et les saucisses : à cette intoxication bien connue on a donné le nom de *botulisme.*

En France, nous connaissons relativement peu ces accidents, car la charcuterie y est généralement bien préparée, fraîchement faite, et le goût des viandes altérées, quelles qu'elles soient, n'est pas commun chez nous. Il en est tout autrement en Allemagne, et le botulisme a été, depuis le milieu du siècle dernier jusqu'à nos jours, dans une certaine partie de ce pays, en Wurtemberg, un accident des plus fréquents. En 1855, un auteur disait avoir pu rassembler quatre cents cas de cette intoxication en Allemagne.

Nombre de raisons, qu'il n'est pas inutile de connaître, expliquent l'altération de ces préparations de charcuterie et l'empoisonnement qui en résulte.

C'est ainsi que dans le Wurtemberg, où le botulisme est si fréquemment observé, il est commun, dans la confection des boudins, de ne soumettre la préparation qu'à une cuisson légère, alors qu'une bonne cuisson serait une garantie, détruirait en presque totalité les germes qui causent la putréfaction. On fait entrer dans le mélange qui forme le boudin des substances qui se décomposent, se putréfient vite, telle que lait, graisse, mie de pain. Pour donner plus d'arome au boudin, on y incorpore du sang de bœuf déjà en décomposition depuis cinq à sept jours : il résulte de tout cela une préparation qui s'altère avec une grande rapidité et où les ptomaïnes se développent facilement.

Dans la confection des saucisses, on emploie un peu partout de la viande souvent plus ou moins fraîche, et en général on réserve pour cette sorte de préparation les viandes qui n'ont pu être vendues fraîches. La saucisse s'altère ainsi rapidement : ajoutons que parfois, et c'est le cas en Allemagne, la saucisse, avant d'être consommée, ne subit ni cuisson ni fumage, qui pourraient détruire les germes de putréfaction existants, et atténuer les poisons nés de cette putréfaction. La saucisse est mangée crue, ou peu s'en faut. Enfin, souvent encore, un long intervalle s'écoule entre le moment où la saucisse est confectionnée et celui où elle est consommée, intervalle pendant lequel la putréfaction se développe à l'aise. La vieille saucisse est une des causes les plus fréquentes du botulisme. La saucisse altérée exhale souvent un fumet tout spécial, fumet de putréfaction, auquel quelques consommateurs allemands semblent prendre grand plaisir.

Presque aussitôt après le repas où la charcuterie altérée a été consommée, éclate une série d'accidents terribles que nous n'avons pas à décrire, qui entraînent souvent la mort ou mettent le malade dans le plus pitoyable état.

C'est surtout en Allemagne, nous l'avons dit, que le botulisme est fréquent ; en France, il est rare, mais non pas inconnu.

64. **Empoisonnement par les viandes et autres aliments altérés.** — Les préparations de charcuterie altérées occupent le premier rang dans l'intoxication alimentaire : c'est leur ingestion qui a déterminé le plus d'accidents, et d'accidents graves. D'une façon générale on peut dire que toute viande altérée déjà ou commençant à s'altérer est dangereuse pour le consommateur, qu'elle l'empoisonne plus ou moins gravement, et en tout cas lui cause des troubles sérieux : vomissements, diarrhées intenses, malaise général, etc.

On a cité des cas d'intoxication par la viande altérée de mouton, de bœuf, de vache, de veau, par la volaille. Le poisson peut, dans les mêmes circonstances, donner lieu aux mêmes accidents. Toute substance alimentaire altérée peut être cause d'empoisonnement ; c'est ainsi que les vieux fromages décomposés sont dangereux et intoxiquent le consommateur. Il en est de même des vieilles conserves de viandes ou des conserves mal préparées, facilement altérées et gâtées.

La conclusion de tout ceci est que nous devons écarter soigneusement de notre alimentation toute substance alimentaire qui n'est pas d'une rigoureuse fraîcheur : l'œil et l'odorat nous renseignent assez à ce sujet. Vouloir, pour une raison ou une autre, passer outre et faire usage d'un aliment de fraîcheur douteuse, c'est s'exposer à des accidents sérieux.

La surveillance doit être surtout rigoureuse à l'endroit des préparations de charcuterie, qui sont de toutes les substances alimentaires les plus dangereuses quand elles sont altérées. On ne doit consommer ces préparations qu'après s'être assuré par tous les moyens de leur fraîcheur. On doit dans tous les cas les soumettre à une bonne cuisson, qui pourra écarter *en partie* le danger, si, malgré tout, l'altération de l'aliment nous a échappé.

CHAPITRE X

DU VÊTEMENT

Propriétés diverses des tissus : soie, laine, coton. — De la forme du vêtement au point de vue de l'hygiène. Dangers des vêtements trop étroits (Corsets, chaussures). — Le vêtement véhicule de germes morbides.

65. **Propriétés diverses des tissus : soie, laine, coton, etc.**— La laine, le lin, le chanvre, le coton et la soie sont les substances le plus généralement employées dans la fabrication des vêtements. Au point de vue hygiénique, à laquelle de ces substances doit-on donner la préférence ?

Nous apprenons en physique que le corps qui nous protège le mieux contre les intempéries de l'atmosphère est le corps mauvais conducteur de la chaleur : en même temps qu'il conserve la chaleur intérieure du corps en ne favorisant pas sa diffusion, il absorbe et conserve de même les rayons de chaleur qu'il reçoit.

La laine offre au plus haut point ces avantages ; la toile et le coton sont meilleurs conducteurs de la chaleur. La *couleur* de l'étoffe influe beaucoup aussi sur son pouvoir absorbant. Les corps noirs absorbent tous les rayons lumineux et sont par conséquent les plus chauds.

On range les couleurs, d'après leur pouvoir absorbant, comme il suit :

1° Noir.
2° Bleu.
3° Vert.
4° Rouge.
5° Jaune.
6° Blanc.

Le blanc, étant la couleur dont le pouvoir absorbant est le moindre, doit être préféré pendant la chaleur.

L'hiver, la préférence sera donnée aux vêtements de laine noire ou de teinte foncée.

L'étoffe doit en outre nous garantir de l'humidité. La laine offre encore tous les avantages; elle écarte les brusques refroidissements par une vaporisation lente et graduée.

Les vêtements de *caoutchouc* entretiennent trop l'humidité dans le corps : car, s'ils empêchent l'humidité extérieure de pénétrer, ils s'opposent aussi à l'évaporation de la vapeur d'eau produite par la transpiration.

La *flanelle*, très en usage, peut offrir des inconvénients si elle n'est pas renouvelée fréquemment : le contact de la laine, imprégnée de sueur, crée des affections cutanées désagréables, sinon graves. On attache d'ordinaire une grande importance au port de la flanelle, que l'on croit préserver des refroidissements, des affections de poitrine, etc.; il n'en est rien. Il est indifférent de faire ou non usage de la flanelle; et les personnes qui ont pris l'habitude d'en porter peuvent, en dépit d'une opinion communément reçue, renoncer sans danger à l'employer. On pourra porter des flanelles plus légères en été.

La *chemise de coton* est préférable à celle de *toile :* elle conduit moins bien la chaleur et se refroidit moins facilement; elle est plus douce et plus chaude, elle absorbe mieux la transpiration. L'important est surtout de ne pas garder pour la nuit la chemise portée le jour.

La *soie* est surtout un objet de luxe, peu intéressant pour l'hygiène.

66. **Forme du vêtement.** — Les vêtements, quant à l'hygiène, ne doivent être ni trop amples, ni trop adhérents, dans nos climats. L'habit trop flottant ne garantit pas suffisamment contre les influences extérieures; trop étroit, non seulement il gêne le jeu des organes et la circulation du sang, mais il supprime en outre entre le vêtement et le corps une couche d'air qui conserve la chaleur naturelle par sa mauvaise conductibilité.

L'enfant doit être vêtu légèrement, dès qu'il peut marcher; il ne doit pas être emprisonné dans des vêtements trop lourds.

« Il ne faut pas que la *ceinture* ou le *corset* portent jusqu'à l'exagération la finesse de la taille. Il y a une perversion de goût et, disons-le, un coupable attentat contre soi-même, dans cette application de certaines femmes et même de certains hommes à réduire à un étranglement ridicule et choquant la partie moyenne du corps. La femme mince est loin d'être la femme svelte. Le corset trop serré, trop raidi par des lames de baleine, détruit la gracieuse ondulation des lignes, rend la marche saccadée, plaque le visage de rougeurs malsaines, et surtout, en contrariant le libre jeu des organes respiratoires, paraît être, pour certains auteurs, un cas de phtisie. Loin de nous cependant la pensée de faire au corset un procès trop sérieux. Il est indispensable pour assurer le développement régulier des formes, maintenir les jeunes personnes dans l'habitude de se tenir droites et de ne pas s'abandonner à une liberté d'allure très nuisible à la beauté. Au reste, depuis assez longtemps la fabrication des corsets est entrée dans une voie que nous pouvons appeler sanitaire. La femme a compris que l'élégance et la grâce ne sont pas le résultat d'une maigreur simulée. Bien souvent on a peine à distinguer entre celle qui porte un corset et celle qui se borne à enfermer sa poitrine dans une simple brassière de toile. » (Proust.)

Les *bretelles*, grâce au caoutchouc, n'exercent plus comme autrefois cette action désastreuse qui forçait l'homme, à la longue, à marcher le dos courbé et la tête en avant.

La *jarretière* peut être avantageusement remplacée par des tirettes en caoutchouc fixées au corset ou à la ceinture. Quand on use de la jarretière, il est bon de la porter au-dessus du jarret.

La coiffure doit être légère, surtout chez les enfants, dont l'ossature de la tête est encore incomplètement formée; les coiffures sont d'un usage mauvais la nuit: elles facilitent trop la transpiration.

Le *cou* devrait être aussi dégagé; les cravates étoffées et serrées d'autrefois, les cols carcans étaient dangereux, et déterminaient souvent, alors qu'ils étaient en vogue, des coups de sang et des oppressions.

L'usage du *maillot* pour les enfants est contre nature. L'enfant veut se mouvoir, et l'emprisonnement qu'on lui fait subir l'affaiblit, le contrefait parfois et le rend toujours hargneux et pleureur. Le maillot tombe d'ailleurs en grande désuétude.

La *chaussure* doit être souple, ni trop forte, ni trop mince, ni trop large, ni trop étroite. Il faut surtout qu'elle ne soit jamais humide, et, pour cela, il est nécessaire qu'on en change souvent. Toutes ces conditions étant réunies, on évitera les trop nombreux accidents qui surviennent aux pieds.

Le *gant*, excellent pour prévenir les désagréments du froid sur les mains, ne doit pas être trop étroit.

67. **Le vêtement véhicule de germes morbides.** — Le vêtement peut être le véhicule de germes morbides. Pour parer à ce danger, on a recours aux procédés de désinfection que nous ferons connaître en détail dans un des chapitres suivants. (Voir ci-après, chap. XV.)

CHAPITRE XI

PROPRETÉ. — EXERCICE

De la propreté corporelle. Bains; ablutions. — Les cosmétiques, leurs dangers.

68. **Bains; ablutions.** — Le vêtement assure déjà quelque peu la propreté du corps : il recueille la sueur et tout ce que secrète la peau ; des changements fréquents de linge entretiennent donc le corps dans un état de propreté, mais il est nécessaire de suppléer à ce service devenu insuffisant à la longue ; toutes les parties du corps ne sont pas recouvertes de linge et quelques-unes sont plus fréquemment souillées. L'usage du bain s'impose donc.

Le bain froid est facile dans les environs des rivières ; il est bon de s'y préparer par un exercice modéré, la fatigue étant dangereuse, mais la température du corps ne devant pas s'abaisser avant le bain. Quant aux bains de mer, si salutaires parfois, on sait qu'ils sont contraires à certains tempéraments. Les personnes qui ne pourront les supporter devront y renoncer définitivement. Il est admis d'une façon courante que le bain peut être dangereux après le repas ; rien n'est cependant moins prouvé. Il importe surtout de ne pas prolonger trop longtemps le séjour dans l'eau froide.

Nous recommanderons plutôt le bain tiède qui délasse et ne trouble en rien les fonctions ordinaires du corps ; il débarrasse mieux la peau des secrétions qui la recouvrent et donne au corps une grande souplesse.

L'usage des bains de vapeur, bains russes, etc., doit être aussi restreint que possible. Il est bon de les prendre uniquement sur l'avis d'un médecin.

Les ablutions froides sont d'une excellente pratique et

nous les recommanderons à tous les sujets faibles ou que leur profession rend sédentaires. Dans certaines professions, les ouvriers devraient, après leur travail, recourir à des bains ou à des ablutions, lorsque le travail est fatigant et surtout lorsqu'ils reçoivent continuellement des poussières qui s'attachent à la surface de la peau.

Les douches, les ablutions froides aguerrissent en tout temps contre la température extérieure; chez les femmes, qui manquent presque toujours d'exercice et chez qui le système nerveux est très puissant, des ablutions journalières donneraient les meilleurs résultats.

Nous avons parlé de la propreté générale du corps; certaines parties exigent des soins spéciaux.

Les *pieds*, par l'usage qu'ils rendent et leurs secrétions plus abondantes, la transpiration en particulier, ont besoin de lavages fréquents. Chez les individus qui marchent beaucoup, des bains de pieds tous les soirs seraient utiles, surtout froids. Les ongles ne doivent pas dépasser les orteils: il en résulterait des foulements avec ongles incarnés, fort douloureux.

Les *mains* et les *ongles* doivent être tenus rigoureusement propres; l'hygiène le recommande autant que les convenances sociales.

La *figure*, qui ne peut être plongée dans l'eau, doit être lavée soigneusement; la *bouche* surtout exige des soins spéciaux; les dents pour rester saines ont besoin d'être lavées fréquemment; tous les soirs serait le mieux, à défaut d'un lavage après chaque repas, les aliments contenant souvent des principes qui attaquent l'émail et provoquent la carie. Chez l'enfant surtout, la bouche doit être très surveillée. Les dents doivent être frottées avec une brosse douce, pour éviter toute irritation des gencives. La brosse sera enduite de poudre dentifrice ou trempée dans une eau spéciale. Les carbonates de magnésie et de chaux, le charbon, le quinquina sont la base de presque toutes les poudres. Celles qui renferment le moins de produits étrangers à ces substances sont les meilleures.

Les oreilles doivent être débarrassées de leur secrétion qui, amassée chez certains sujets, a pu leur donner un moment l'illusion de la surdité.

La barbe chez les hommes doit être très soignée. Nous recommanderons encore aux individus qui se font raser de ne laisser employer que des rasoirs leur appartenant exclusivement, s'ils veulent éviter les maladies contagieuses de la peau qui se répandent trop fréquemment par cette voie.

Les cheveux doivent être portés courts autant que possible par les hommes, surtout par ceux qui ne peuvent donner beaucoup de temps à leur toilette. Les femmes feront bien d'éviter le peigne fin et les pommades. Le peigne fin, qu'emploient certaines femmes pour se débarrasser des « pellicules », ne fait qu'augmenter la chute des cheveux. Quant aux teintures, elles renferment toutes des substances mauvaises, et il est non seulement ridicule, mais déplorable d'en faire usage.

Les fards, les pâtes épilatoires, les cosmétiques fabriqués avec des substances vénéneuses telles que le plomb, le mercure, l'arsenic, sont dangereux et compromettent en outre la souplesse de la peau.

Le cosmétique le plus inoffensif toléré pour les cheveux est la moelle de bœuf associée à l'huile d'amandes amères. Pour arrêter la chute des cheveux, on emploie sans grand succès la teinture de cantharides, le jus de citron, le quinquina. Quant aux pommades « pour faire repousser les cheveux », elles ne profitent qu'à ceux qui les vendent.

69. **Exercice.** — L'exercice est nécessaire, non seulement en ce qu'il favorise le développement du corps, entretient l'équilibre dans les fonctions de la vie et conserve la santé jusque dans la vieillesse, mais encore parce qu'il aide au déploiement des forces cérébrales et assure le parfait équilibre du cerveau.

Tous les médecins recommandent aux malades, aux convalescents, de prendre *de l'exercice*; l'exercice est non moins nécessaire aux gens en bonne santé. Les personnes que leur profession rend sédentaires doivent recourir aux exercices artificiels pour suppléer à ce qui leur manque.

La *marche* constitue un important exercice, et, bien qu'elle soit dans les usages de la vie quotidienne, elle aurait besoin d'être réglée; l'attitude du corps et des pieds est d'une grande importance et l'on gagnerait à l'étudier.

La *course* est un véritable exercice gymnastique trop délaissé. La course modérée est l'un des moyens les plus propres à développer les organes thoraciques et à permettre aux poumons de fournir, sans fatigue, tout leur travail utile. Mais elle a besoin d'être enseignée soigneusement.

La *gymnastique* offre un des meilleurs moyens d'exercice. Les mouvements qu'on y enseigne ont l'avantage de faire agir certains muscles qui servent peu d'ordinaire; elle développe rapidement les jeunes corps; aussi doit-elle faire partie de toutes les éducations, être surveillée autant que l'enseignement intellectuel, auquel elle est d'un grand secours.

La *natation*, l'*escrime*, l'*équitation* bien entendue peuvent suppléer dans une bonne mesure aux exercices gymnastiques.

La *vélocipédie* est un exercice salutaire, tant qu'il n'est pas porté à l'excès. Toutefois pour les femmes, en raison de la nature de leur constitution, l'usage du vélocipède ne paraît pas devoir être recommandé.

CHAPITRE XII

LES MALADIES CONTAGIEUSES

Qu'est-ce qu'une maladie contagieuse ou transmissible? Exemple : une maladie type dont la transmission est expérimentalement facile : le charbon; expériences de M. Pasteur. — Voies de la contagion : l'air, l'eau, l'appareil respiratoire, l'appareil digestif.

70. **Qu'est-ce qu'une maladie contagieuse?** — Essayer de donner dès maintenant une définition de la contagion et des maladies contagieuses ou transmissibles serait peut-être s'exposer à n'être pas compris et à laisser quelque obscurité dans l'esprit du lecteur. Mieux vaut, par un exemple simple et typique, de compréhension facile, montrer la nature intime de la contagion et des maladies contagieuses. Nous reviendrons ensuite avec plus de profit sur les détails et les diverses faces de la question.

La maladie que nous allons choisir comme type de démonstration est le *charbon* ou *sang de rate*.

Le charbon ou sang de rate frappe le mouton, le bœuf, le cheval, mais particulièrement le mouton. Cette maladie fait les plus grands ravages dans les troupeaux et cause chaque année aux agriculteurs des pertes immenses. Le charbon était dès longtemps réputé maladie contagieuse, mais la nature et le mécanisme de sa contagion étaient restés inexpliqués; ce sont les travaux de deux savants français, M. Davaine et M. Pasteur surtout, qui ont élucidé d'une façon claire et nette la question mystérieuse jusqu'à eux.

Les deux points principaux que nous avons à mettre en relief sont les suivants :

1° Le charbon est causé par la présence et la multiplication en quantité innombrable dans le sang d'un animal charbonneux d'un *parasite microscopique,* d'un *microbe* spécial (*bactéridie charbonneuse* [1]).

2° C'est ce parasite microscopique, cette bactéridie charbonneuse, qui est le *facteur*, l'*agent visible* et *saisissable* de la contagion : en passant de l'animal malade (mouton ou tout autre animal) dans le corps de l'animal sain, elle rend ce dernier charbonneux et le fait périr comme le premier.

1° Un mouton vient de succomber au charbon ou sang de rate. Prenons une goutte de son sang et portons le sous le champ du microscope. Nous y verrons, au milieu de ces corpuscules qui forment la partie essentielle et vivante du sang, corpuscules qu'on désigne sous le nom de *globules sanguins,* des quantités innombrables de petites baguettes mesurant quelques millièmes de millimètre de longueur et beaucoup moins larges que longues, transparentes et réfringentes comme du verre, immobiles entre les globules.

De la grande quantité de ces baguettes qui se trouvent sous le champ du microscope, on peut inférer que dans la masse totale du sang il y a des centaines de millions de ces baguettes ou bactéridies charbonneuses. *Ce sont ces bactéridies qui sont la cause vraie, intime, du charbon,* et ceci, on peut le prouver encore mieux et plus directement que par l'examen, pourtant déjà si démonstratif, du sang de l'animal charbonneux.

Il suffit, pour faire cette preuve, de prendre quelques gouttes de sang rempli de bactéridies de ce mouton qui vient de mourir du charbon, et de l'injecter sous la peau d'un mouton sain ; en vingt-quatre heures, ce mouton aura succombé avec tous les symptômes de la maladie charbonneuse, et son sang, examiné au microscope, montrera une quantité innombrable de bactéridies.

Mais voici mieux encore, et cette fois la démonstration sera péremptoire.

M. Pasteur isole la bactéridie des divers éléments du sang auquel elle est associée, et la fait vivre seule dans des

1. Voir dans le chapitre II, à propos des microbes, les n°s 5, 6, et 7.

milieux nutritifs spéciaux (tels que bouillon de veau, de poule), où elle se plaît et se multiplie abondamment.

Il prend une goutte d'un bouillon où la bactéridie charbonneuse a poussé ainsi seule, isolée de tout autre élément, et injecte cette goutte contenant quelques centaines de bactéridies sous la peau d'un mouton sain. Dans les vingt-quatre heures le mouton succombe avec les signes caractéristiques de la maladie charbonneuse, et, lorsqu'il meurt, on trouve son sang rempli de millions de bactéridies.

Ainsi donc M. Pasteur a injecté sous la peau du mouton quelques centaines de bactéridies charbonneuses, et rien d'autre; le mouton meurt, et son sang fourmille d'innombrables bactéridies. Conclusion logique : la bactéridie est bien la cause vraie, la cause unique de la maladie charbonneuse, et c'est en se développant, en se multipliant d'une façon aussi prodigieuse dans le sang, qu'elle fait naître la maladie et tue l'animal.

2° Nous en arrivons à la contagion du charbon, et ce phénomène, si mystérieux autrefois, va s'expliquer tout simplement : nous n'aurons qu'à résumer les belles expériences de M. Pasteur sur ce sujet.

La cause vraie, unique, du charbon, avons-nous dit, c'est la bactéridie. Si le charbon est contagieux, c'est-à-dire s'il se répand dans les troupeaux, passant d'un animal à l'autre et tuant les moutons les uns après les autres, il est facile d'imaginer tout d'abord, maintenant que nous sommes éclairés sur la cause vraie du mal, que la contagion n'est autre chose que le passage de la bactéridie charbonneuse des animaux malades aux animaux sains. C'est là en effet la vérité.

Nous montrions plus haut le mouton sain, sous la peau duquel on injectait quelques gouttes du sang d'un mouton charbonneux, mourant du charbon ; c'est là un passage de la bactéridie, un bel exemple de *contagion* réalisée artificiellement.

Mais ce n'est pas ainsi que se passent les choses dans la

nature : le mécanisme est tout autre, extrêmement curieux d'ailleurs et d'un intérêt saisissant.

On peut, avons-nous dit, isoler la bactéridie des autres éléments du sang, la faire vivre et se développer dans des milieux nutritifs spéciaux, tels que bouillons divers. Suivons le développement et la vie de la bactéridie dans ces milieux.

Elle ne restera pas longtemps à l'état de baguette, comme elle est dans le sang; mais, les baguettes se plaçant bout à bout, elle se présentera sous la forme de longs filaments enroulés, enchevêtrés comme des pelotons de fils embrouillés. Bientôt, dans l'intérieur des filaments, apparaîtront *de petits corps ronds transparents;* puis les filaments remplis de ces petits corps se désagrégeront, et au bout d'un certain temps ils disparaîtront : seuls les petits corps ronds subsisteront. Ces petits corps sont la *graine,* la *spore* de la bactéridie charbonneuse; ce sont eux, eux seuls, qui jouent le rôle capital dans la contagion du charbon. C'est à eux qu'aboutit le cycle vital de la bactéridie, dont ils sont vraiment la graine, dont ils conservent l'espèce.

Prenons une goutte de ce bouillon qui au bout d'un certain temps ne contient plus que des spores, des graines charbonneuses; portons cette goutte dans un autre bouillon neuf; la graine germera, donnera naissance à des baguettes charbonneuses, celles-ci à des filaments, qui aboutiront à leur tour à la graine ou spore.

Ces graines ont pour caractère majeur de résister d'une façon surprenante aux diverses causes de destruction; tandis que la bactéridie sous forme de baguette, telle qu'elle est dans le sang des animaux charbonneux, ou sous forme de filaments, est détruite par la dessiccation, le froid, la chaleur de l'eau bouillante, etc., la graine, la spore charbonneuse résiste à toutes ces causes de destruction et reste intacte, attendant le moment favorable pour germer; elle peut se conserver des années, échappant aux agents destructifs, comme le grain de blé se conserve intact pendant un temps indéfini, attendant le moment où il sera replacé dans des conditions favorables à sa germination.

A l'exemple de M. Pasteur, prenons un bouillon de culture qui ne contient plus que des spores charbonneuses. Arrosons avec ce bouillon des herbes, des fourrages, et donnons ces herbes, ce fourrage, à manger à un lot de moutons.

Quelques heures après, un grand nombre de ces moutons présenteront les symptômes de la maladie charbonneuse et succomberont presque tous; l'examen montrera que leur sang fourmille de bactéridies charbonneuses. Introduites avec les aliments dans l'organisme du mouton, les spores charbonneuses ont trouvé le terrain favorable à leur germination ; elles se sont transformées en baguettes, en bactéridies; celles-ci se sont multipliées en nombre infini et ont tué le mouton.

Dans cette expérience de M. Pasteur est tout le secret de la contagion du charbon. C'est la spore charbonneuse qui est le facteur, l'agent de la contagion; c'est par elle que, dans la nature, s'effectue le transport de la maladie d'un animal à un autre.

Développons ce point et voyons ce qui se passe tous les jours dans un troupeau où le charbon fait ses victimes.

Le mouton malade perd, à ses derniers moments, du sang par les naseaux, et surtout avec son urine; ce dernier phénomène est si fréquent que dans certains pays le charbon ou sang de rate est connu sous le nom de *pissement de sang*. Lorsque l'animal est mort, le cadavre se décompose rapidement ; il se *ballonne*, et du sang sort par l'anus, les naseaux, etc., souillant le sol autour du cadavre. Dans ce sang il existe, cela va sans dire, des *bactéridies* en quantité innombrable. Si la bactéridie restait à l'état de baguette, comme elle est dans le sang, elle se détruirait vite : nous l'avons dit, elle est peu résistante ; la lumière du soleil, en particulier, la tuerait bientôt et elle cesserait d'être dangereuse; mais elle se transforme, au contact de l'air, en cette graine, en cette spore que nous avons étudiée, qui résistera énergiquement aux causes de destruction, et qui gardera sa vitalité, attendant le moment propice pour germer. Qu'un mouton sain vienne alors lécher les endroits souillés par le sang charbonneux, manger l'herbe ou les fourrages sur lesquels le sang charbonneux a été répandu, il avalera les spores charbonneuses; celles-ci germeront dans son organisme, donneront naissance à des bactéridies, qui, se multipliant en nombre immense, tueront l'animal en quelques heures; et c'est ainsi que le charbon se répand avec une intensité et une rapidité parfois terrifiantes dans un troupeau; il suffit d'un seul animal atteint pour donner la maladie à quantité d'autres.

De tout temps les propriétaires de troupeaux de moutons avaient remarqué que les troupeaux, jusque-là bien portants, qui venaient à paître en certains endroits, étaient tout aussitôt décimés par le charbon. Il suffisait d'éloigner le troupeau de ces pâturages pour voir cesser la maladie : ces endroits si funestes aux troupeaux avaient reçu le nom de *champs maudits*. Le rôle de ces champs maudits mérite un mot d'explication : ils ne sont autre chose que des endroits où ont été enfouis, souvent de longues années auparavant, des cadavres d'animaux morts du sang de rate.

Mais comment se fait-il que, les cadavres ayant été enfouis à une profondeur souvent assez grande, recouverts de terre, l'herbe qui pousse à la superficie du champ donne le charbon aux moutons qui viennent paître sur ce champ? Voici l'explication bien simple de ce singulier phénomène, explication que nous devons à M. Pasteur. Les cadavres enfouis se ballonnent, et du sang sort, sous la pression du gaz, par les naseaux, l'anus, etc.; au contact de l'air, qui circule toujours dans la terre, les bactéridies que contient ce sang donnent, nous l'avons dit, des graines, des spores; ces spores se répandent ainsi dans la profondeur du sol autour du cadavre, et nous savons qu'elles sont d'une résistance telle que rien ne peut les détruire, et qu'il suffira qu'elles soient ramenées à la surface de la terre et déposées sur l'herbe qui croît sur le champ, pour donner la maladie mortelle au mouton qui les avalera avec cette herbe.

Comment de la profondeur du sol ces spores peuvent-elles être ramenées à la superficie? M. Pasteur l'a fait voir : la terre entassée par-dessus les cadavres est sillonnée par des vers de terre qui, suivant les conditions climatologiques, tantôt vivent dans les profondeurs du sol, tantôt viennent à la surface. Dans la profondeur du sol ils avalent les spores charbonneuses, et, parvenus à la surface, ils les rendent, incorporées aux tortillons, c'est-à-dire aux petits cylindres de terre, à ces très fines particules terreuses que les vers déposent à la surface du sol après les rosées du matin ou les pluies.

Si une pluie abondante survient, les tortillons qui contiennent des spores charbonneuses sont délayés, et leurs éclaboussures pourront souiller les plantes de la surface du sol que le mouton vient manger : ainsi l'animal avalera les spores charbonneuses avec ses aliments, prendra le charbon et succombera.

On s'explique maintenant facilement la mortalité des troupeaux paissant sur les « champs maudits ».

Résumant en peu de mots cette étude du charbon, que nous avons tenu à faire détaillée et explicite, nous dirons : voilà une maladie contagieuse type, dans laquelle *la cause véritable, intime,* est un *parasite* microscopique, un *microbe* connu sous le nom de *bactéridie charbonneuse;* le transport de la maladie de l'animal malade à l'animal sain, c'est-à-dire, en d'autres termes, la *contagion,* n'est nullement un phénomène mystérieux. C'est le parasite même, agent de la maladie, qui est aussi l'agent de ce transport, c'est-à-dire de la contagion; c'est lui qui fait cette contagion en se transportant, sous une certaine forme et par certaines voies, de l'animal ou du cadavre charbonneux à l'animal sain.

71. **Causes des maladies contagieuses.** — Eh bien, il

en est de même dans toutes les maladies contagieuses de l'homme et des animaux, et nous pouvons hardiment dire aujourd'hui : Toutes ces maladies contagieuses ont pour caractère d'être produites par la présence, dans l'organisme malade de l'homme ou des animaux, d'un parasite qui se reproduit de façons diverses.

En vivant dans l'organisme, en s'y multipliant, ce parasite fait naître la maladie. Mais ce parasite, qui est l'agent de la maladie, est aussi l'agent de la contagion, et *celle-ci n'est, en résumé, tout simplement que le passage du parasite, cause du mal, de l'individu malade (ou de son cadavre) à l'individu sain.*

Ce passage peut d'ailleurs s'effectuer par des voies multiples, que nous allons tout à l'heure passer en revue.

Chaque maladie contagieuse a son parasite spécial, se distinguant par des caractères tout particuliers, comme la maladie qu'il détermine se distingue elle-même de toutes les autres.

A vrai dire, nous ne connaissons pas les parasites de toutes les maladies contagieuses ; mais nous connaissons parfaitement ceux de beaucoup d'entre elles, et nous sommes autorisés à conclure nettement, procédant du connu à l'inconnu, que là où nous ne connaissons pas le parasite, il existe certainement.

Nous ne connaissons pas toujours non plus d'une façon absolument certaine le mode de passage des parasites de toutes les maladies contagieuses de l'individu malade à l'individu sain, c'est-à-dire nous ne connaissons pas toujours le mécanisme intime de la contagion. Mais nous possédons cependant, pour toutes les maladies, un ensemble de connaissances très suffisant et qui nous permet d'établir un traitement préventif dont nous aurons à parler en temps et lieu.

72. **Voies de la contagion.** — Avant d'entrer dans le détail des affections contagieuses, disons un mot des voies générales de la contagion.

Autrefois on divisait nettement la contagion en deux modes :

1° Contagion *directe* et *immédiate ;*

2° Contagion *indirecte* ou *médiate.*

La contagion était dite *directe* ou *immédiate,* quand l'individu qui gagnait la maladie avait approché celui de qui il la tenait; le lien de filiation entre l'affection du premier malade et celle du second était facile à établir.

La contagion était dite *indirecte* ou *médiate,* quand l'individu contagionné n'avait pas approché directement le malade. Le lien des deux affections entre elles, quoique certain, était plus difficile à établir.

Aujourd'hui la contagion est étudiée sous une autre face, plus scientifique. Nous avons montré plus haut le mouton rendu charbonneux parce qu'il avait absorbé une nourriture arrosée de spores charbonneuses. C'est par les voies digestives de l'animal que le microbe agent du charbon a pénétré dans l'organisme de l'animal sain; c'est par les voies digestives que la contagion s'est faite.

On peut imaginer, et c'est d'ailleurs la réalité, que les parasites pénètrent encore dans notre organisme par les voies respiratoires, et que la maladie contagieuse pénètre avec eux par ces voies.

Dans d'autres cas encore, c'est par une solution de continuité accidentelle de notre surface cutanée ou de nos muqueuses que le germe de la maladie contagieuse entre chez nous. Tel est le charbon entrant dans l'organisme du mouton auquel on fait une injection sous la peau, et pénétrant de force sous cette peau par une solution de continuité.

On peut donc établir que les trois voies par lesquelles le germe de la maladie contagieuse s'introduit dans notre organisme sont :

1° Les voies digestives ;

2° Les voies respiratoires ;

3° Une solution de continuité de la surface cutanée ou muqueuse ; c'est ce qu'on appelle l'*inoculation accidentelle.*

Enfin, si l'agent de la contagion pénètre dans notre organisme par les voies respiratoires, c'est qu'il était contenu dans l'air; s'il pénètre par les voies digestives, c'est qu'il était mêlé à nos aliments et surtout à notre eau de boisson; de cette façon nous nous expliquons parfaitement pourquoi on dit que dans tel cas la *contagion s'est faite par l'air,* dans tel autre cas *par l'eau.*

Ces données générales, qu'il est inutile de développer, nous paraissent suffisantes, et nous abordons maintenant une rapide revue des maladies contagieuses principales, revue dans laquelle nous insisterons sur les voies et moyens de la contagion pour chacune d'elles.

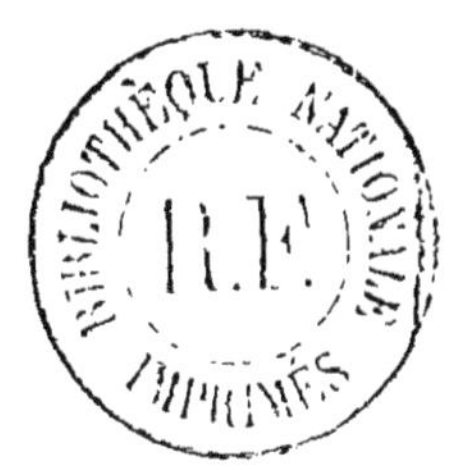

CHAPITRE XIII

LES MALADIES CONTAGIEUSES (*suite*).

Énumération des principales maladies contagieuses humaines. Voies de la contagion pour chacune d'elles : gale ; — maladies du cuir chevelu : teignes, pelade ; — fièvres éruptives : variole, rougeole, scarlatine.

73. **Division des maladies contagieuses.** — Bon nombre de maladies contagieuses sont produites, ainsi que nous l'avons vu pour le charbon, par la présence, dans l'organisme malade de l'homme ou des animaux, d'un *microbe* spécial, se reproduisant par graine ou par division.

Il est d'autres maladies contagieuses qui ne sont pas dues à des microbes. Ainsi la gale est due à un parasite, un *acarien* presque visible à l'œil nu et d'une organisation relativement élevée ; les teignes sont causées par des parasites d'organisation rudimentaire, mais d'un degré au-dessus des microbes.

Mais le trait commun qui relie les maladies contagieuses à microbes et celles qui, comme la gale et les teignes, ne sont pas dues à des microbes, est le suivant :

Dans une maladie contagieuse, la cause est toujours un *parasite, microbe ou non*, et la contagion est toujours le passage du parasite, qui fait la maladie, de l'individu malade à l'individu sain.

On peut donc diviser les malades contagieuses en deux classes : 1° celles dans lesquelles l'agent de la contagion n'est pas un microbe, ou maladies *parasitaires non microbiennes ;* 2° les maladies contagieuses à microbes ou *parasitaires microbiennes*. Ces dernières sont les plus importantes et les plus fréquentes; c'est sur elles que nous insisterons dans la suite de cet ouvrage.

74. Maladies parasitaires non microbiennes : la gale. — La gale est une affection de la peau produite par la présence d'un parasite animal, un *acare*.

La femelle de cet acare creuse sous la superficie de la peau une sorte de galerie, où elle se loge et pond ses nombreux œufs. La multiplication des acares est extrêmement rapide.

La gale est contagieuse, et la contagion s'explique bien simplement : c'est le parasite qui passe du corps du

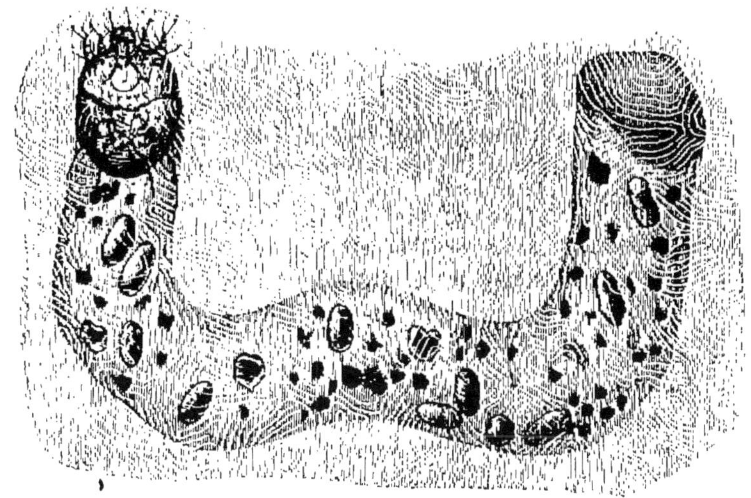

Fig. 9. — Acare et sa galerie.

galeux sur le corps de l'individu sain, déterminant ainsi chez celui-ci l'apparition de la gale.

La présence des acares détermine chez le malade des démangeaisons extrêmement vives et des éruptions diverses sur la peau.

La gale débute aux mains; si elle n'est pas arrêtée, elle envahit le reste du corps.

Il faut surveiller de près et tenir pour suspect l'enfant qui se gratte sans cesse. Les démangeaisons qu'il éprouve ne sont pas toujours le fait de la gale; souvent elles sont causées par d'autres parasites, tels que puces et poux, que les soins de propreté appropriés suffiront à détruire.

La gale ne peut être reconnue que par le médecin; mais les personnes qui ont soin de l'enfant peuvent donner l'éveil à ce sujet. Le galeux doit être écarté de l'école jusqu'après guérison.

75. **Maladies du cuir chevelu : teignes.** — Il y a trois sortes de teignes :

1° La teigne faveuse;

2° La teigne tonsurante;

3° La pelade.

1° *Teigne faveuse.* — Elle peut être limitée ou s'étendre à toute la surface de la tête.

« Dans cette maladie les cheveux deviennent ternes, comme poudrés : ils sont plus clairsemés.

« La teigne faveuse est constituée par de petites croûtes d'un jaune clair, en godet, à bords relevés, qui peuvent se réunir et s'étendre sur toute la tête; il n'y a pas de suintement; leur surface est sèche, comme poussiéreuse : on dirait une éclaboussure de plâtre; il y a des démangeaisons; la tête exhale une odeur particulière, qu'on a comparée à celle de la souris. Si l'on fait tomber les croûtes avec un peu d'huile ou un cataplasme, on trouve au dessous la peau rouge, luisante et dépourvue de cheveux. »

Quand la maladie a duré longtemps, les cheveux ne repoussent plus et la tête présente des surfaces pour toujours dépourvues de cheveux. (Dr LAILLER.)

2° *Teigne tonsurante.* — Elle est très contagieuse, caractérisée par des plaques rondes siégeant sur la tête, isolées ou réunies par groupes; leur surface est grisâtre, sèche et recouverte de pellicules; les cheveux sont cassés ras, d'où le nom de *tonsurante*, parce que la place malade ressemble un peu à la tonsure des ecclésiastiques... Il y a des démangeaisons; la maladie se développe lentement, sournoisement; en même temps, on voit quelquefois sur la peau, dans le voisinage de la tête, au cou, au front, à la figure, plus rarement sur d'autres parties du corps, des plaques rosées où la surface de la peau est farineuse, et qui s'étendent par leurs bords; leur grandeur varie depuis celle d'une pièce de cinquante centimes jusqu'à celle d'une pièce de deux francs et plus. A la tête, les plaques sont plus faciles à constater chez les bruns que chez les blonds.

Les personnes qui prennent soin des enfants atteints de cette maladie ne la gagnent jamais à la tête, mais quelquefois aux bras et aux mains. Dans une famille où il y a plusieurs enfants, l'un peut l'avoir à la tête, un autre à la figure seulement ou ailleurs, — dans ce dernier cas elle n'est pas grave; — mais il est plus habituel que tous soient atteints à la tête.

Cette maladie est longue, difficile à guérir; elle peut durer des années; elle est de beaucoup la plus commune des teignes, et il est certains établissements d'éducation qui ne peuvent s'en débarrasser.

Heureusement elle guérit presque toujours sans laisser de traces et les cheveux repoussent aussi vigoureusement qu'auparavant.

3° *Pelade.* — Elle est caractérisée par des places arrondies sans croûtes ni écailles, où les cheveux, maigres, ternes, tombent avec la racine à la moindre traction [et laissent une surface nette. La peau où les cheveux sont tombés est habituellement lisse et brillante : on l'a comparée à la surface de l'ivoire; on dirait que la place a été pelée, d'où le nom de *pelade*. Il n'y a souvent que deux ou trois plaques, qui peuvent s'étendre, et, en se réunissant, dénuder de larges surfaces.

Cette maladie est moins longue que la précédente, mais elle a peut-être des conséquences plus sérieuses :

1° Elle peut se reproduire au bout d'une ou plusieurs années de guérison;

2° Il n'est pas rare qu'elle laisse des traces indélébiles de son passage, et que sur une ou plusieurs places les cheveux ne reparaissent plus, tandis que dans la teigne tonsurante ils repoussent toujours.

Les trois variétés de teignes ont un caractère majeur commun : elles sont *contagieuses*, c'est-à-dire que l'enfant teigneux communique son affection à ses camarades. La teigne faveuse et la teigne tonsurante sont très contagieuses, la tonsurante surtout; la pelade l'est beaucoup moins. « Il y a même beaucoup de médecins, et des plus compétents, qui pensent qu'elle ne se communique pas; mais il y a des exemples incontestables de transmission de la maladie à plusieurs enfants dans les établissements d'éducation. »

Pourquoi et comment les teignes sont-elles contagieuses ?

Une maladie contagieuse suppose, nous l'avons déjà dit, un parasite, qui peut être ou non un microbe, cause de la maladie, et en même temps agent de la contagion.

Dans la pelade, le parasite n'est pas connu ; mais dans les teignes faveuses et tonsurantes il est parfaitement déterminé; c'est un *champignon*, une sorte de moisissure, qui attaque le cheveu et se loge dans l'excavation d'où naît celui-ci. En passant de la tête du malade, du teigneux, sur la tête de l'individu sain, ce parasite effectue la contagion de la teigne et détermine chez ce nouvel individu l'apparition de la maladie.

Mais par quels intermédiaires se fait la contagion ? En d'autres termes, comment le parasite est-il transporté de la tête du teigneux à la tête saine ?

« Il semble bien établi que c'est par les coiffures, par l'usage commun des peignes et des brosses, que les teignes se transmettent dans les écoles et les familles. Ce qui porte encore plus à le croire, c'est qu'elles sont beaucoup plus fréquentes chez les garçons, qui sont plus turbulents que les filles, qui mettent souvent les coiffures les uns des autres, qui sont moins soigneux. » On peut, d'une façon générale, contre les affections contagieuses du cuir chevelu, et en particulier contre les teignes, recommander les précautions suivantes :

« Tenir les cheveux courts chez les garçons tout le

temps de leurs études, et même chez les filles jusqu'à l'âge de sept à huit ans.

« En faire fréquemment l'inspection[1].

« Dans les écoles où il y des internes, chacun doit avoir sa brosse, son peigne et sa brosse à peigne, qui doit être toujours très propre.

« Tout enfant infecté de teigne doit aussitôt être soumis à l'examen du médecin.

« Le teigneux est écarté de l'école jusqu'à guérison complète, et ne doit être réadmis que sur un certificat du médecin attestant sa parfaite guérison.

76. **Fièvres éruptives. Variole. Petite vérole.** — La variole est une fièvre éruptive caractérisée par l'apparition successive sur toutes les parties du corps (après deux à quatre jours d'incubation marquée par de la fièvre, un violent mal de reins, un grand mal de tête et des vomissements) de boutons qui, d'abord pleins, ne tardent pas à s'emplir d'un liquide qui se trouble, se concrète, se dessèche et forme croûte. En général, c'est surtout à la figure que l'éruption est le plus marquée. Les croûtes tombent, laissant à leur place une cicatrice indélébile qui, sur la face, marque le malade pour toute sa vie.

La variole est une affection grave qui tue souvent et défigure plus ou moins ceux qui échappent à la mort.

Chacun connaît l'aspect de ces cicatrices couturées qui défigurent d'une façon si frappante et si connue du vulgaire les individus qui ont eu de nombreux boutons de

1. Nous empruntons au Dr Lailler l'indication des conseils suivants, utiles aux personnes qui peuvent avoir à faire l'inspection de la tête des enfants :

« Pour les garçons, un seul coup d'œil suffit : ils ont habituellement les cheveux courts, et, en les relevant avec le pouce, qu'on fait glisser dans le sens opposé à celui où ils sont inclinés, on arrive à constater rapidement l'état de la peau de la tête.

« Pour les filles, qui ont les cheveux longs habituellement, il faut en relever la masse sur la tête, de façon à examiner la nuque ; puis, avec une tige mousse quelconque, l'extrémité arrondie d'une épingle à cheveux par exemple, il faut faire une raie de place en place pour voir si la peau est bien nette. Elle doit être d'un gris ardoisé chez les sujets bruns, pâle et légèrement rosée chez les sujets chatains ou blonds. »

variole sur la face. Nous possédons, par bonheur, dans la pratique des vaccinations et revaccinations, un moyen presque infaillible de nous garantir de cette terrible affection, moyen qui, s'il était convenablement appliqué, ferait à tout jamais disparaître la variole de nos statistiques mortuaires, comme cela a lieu dans des pays voisins. Nous reviendrons sur ce sujet dans un chapitre spécial, en raison de son importance. (Voir ci-après chap. XVII).

Nous ne connaissons pas le microbe de la variole; mais nous savons très bien que la variole est contagieuse, très contagieuse, qu'elle se transmet très facilement d'un varioleux à un individu sain (non préservé par le vaccin). Cette maladie a de plus été si bien étudiée que nous connaissons pratiquement, d'une façon suffisante, le mécanisme de la contagion de la variole, quoique nous ignorions sa nature intime. Un fait essentiel aussi, sur lequel il n'y a pas de contestation, c'est qu'on n'a presque jamais deux fois la variole : une première atteinte met à l'abri d'une seconde.

Un premier mode de contagion de la variole consiste à gagner la maladie en approchant un varioleux: *c'est la contagion directe*. Un varioleux est dangereux pendant toute la durée de son affection, tant *qu'il est en éruption*. Il est dangereux encore, et tout autant, quand son affection est terminée, quand il est en convalescence, mais porte encore des *croûtes* de variole : *il est dangereux tout le temps qu'il porte ces croûtes*. Le varioleux peut donc transmettre sa maladie pendant une période de temps des plus longues: car du début de la maladie, de l'apparition des premiers boutons à la disparition, à la chute de toutes les croûtes, on peut compter six semaines environ.

Il semble bien établi que ce sont les croûtes provenant de la dessication des boutons de variole qui constituent tout le danger. Ces croûtes contiennent le germe de la variole, et en tombant le sèment tout autour du malade, dans l'air de sa chambre, sur ses linges, ses draps, etc., et ainsi se transmet le mal aux personnes qui viennent au contact du malade.

Il est tout aussi facile de comprendre d'une façon générale comment on peut gagner la variole d'un varioleux sans l'avoir approché, sans avoir été en contact direct avec lui, c'est-à-dire, en d'autres termes, comment on peut gagner la variole par *contagion indirecte.*

Les croûtes des boutons du varioleux se sont répandues, disséminées sur ses draps, ses linges, ses vêtements, et ont fixé le germe de la maladie sur ces objets. Si une personne, une blanchisseuse par exemple, reçoit ce linge, ces draps, etc., les manie, on comprend qu'elle est en contact direct avec le germe du mal, qu'elle s'y expose tout autant que si elle avait approché le varioleux. On conçoit aussi comment un individu qui a approché un varioleux, qui lui-même n'aura pas subi la variole à la suite de ce contact, soit qu'il ait été vacciné, soit qu'il ait eu la variole antérieurement, pourra transporter au dehors le germe de la variole sur ses habits, sur ses mains, etc., porter ce germe chez d'autres personnes et déterminer ainsi chez elles la maladie. L'individu aura servi d'intermédiaire entre le varioleux et ces personnes qui gagnent ainsi la variole sans avoir approché le malade, par une *contagion indirecte* qui s'explique facilement.

Nous devons admettre aussi que l'air peut disséminer le germe de la variole autour de l'habitation d'un varioleux, et donner la maladie aux voisins; mais il est certain que cette puissance de dissémination est faible et ne s'étend pas au delà d'un court rayon autour de l'habitation du malade.

77. **Rougeole.** — Chacun connaît plus ou moins cette maladie, car il est dans nos pays peu de personnes qui y échappent, et c'est pendant l'enfance, dans l'immense majorité des cas, que nous lui payons tous tribut.

C'est une règle, non pas absolue, mais générale, qu'on n'a pas deux fois la rougeole; une première atteinte met le plus souvent à l'abri d'une seconde.

Nous ne connaissons pas le microbe de la rougeole, c'est-à-dire le micro-organisme qui, suivant toute vraisemblance (et par analogie avec les autres maladies contagieuses), est la cause vraie de la rougeole; nous ne savons donc pas bien exactement le *mécanisme* de la contagion de la rougeole; mais ce que nous savons fort bien, c'est que la rougeole est très contagieuse, et cela de deux façons, par *contagion directe* et par *contagion indirecte.*

Un point important tout d'abord est de fixer à quelle époque le malade atteint de rougeole est dangereux pour les autres, à quelle époque il peut communiquer sa maladie.

Il y a dans la rougeole deux périodes bien distinctes : dans la *première*, qui dure de quatre à cinq jours, l'enfant n'a pas encore l'éruption, les *boutons* de la rougeole; mais il est malade, ses yeux pleurent fortement, il éternue, il tousse, il a de la fièvre; dans la *seconde période*, l'enfant a l'éruption caractérisée par de petites taches rouges sur la peau.

On serait tenté de dire que la maladie n'est contagieuse que lorsque l'éruption de boutons de rougeole a paru sur la peau : il n'en est rien; dans la première période, celle où l'enfant larmoie, tousse, éternue, il est tout aussi dangereux, et même plus, pour ceux qui l'approchent que dans la seconde, où il est couvert de boutons; il peut tout aussi bien donner la rougeole aux autres dans la première que dans la seconde période.

C'est là un point fort important. La rougeole est souvent si peu grave, l'enfant est si peu malade de cette affection qu'il ne s'alite que lorsque l'éruption fait reconnaître la maladie; pendant la première période, il sort, va et vient, et c'est ainsi qu'il sème l'affection autour de lui.

Ainsi donc, le malade atteint de rougeole est dangereux du début de sa maladie à la fin de l'éruption; au delà, pendant la convalescence, tout danger provenant du malade a disparu.

On est très fondé à admettre que le germe de la rougeole est contenu dans le larmoiement, les crachats et le mucus nasal, qui se produisent abondamment à la première période de la maladie. On est aussi fondé à dire que les fines écailles qui terminent la maladie, qui sont le produit final auquel aboutissent les boutons de la seconde période, contiennent le germe de la maladie. Ces fines écailles se disséminent partout autour de l'enfant malade, dans l'air de la chambre qu'il habite, sur ses draps, ses linges, ses effets; il en est de même des crachats, du mucus nasal desséché et réduit en fine poussière.

Comme on le voit, le malade sème partout autour de lui le germe de sa maladie; et, si quelque enfant vient à l'approcher, il entrera en contact avec les germes, il gagnera la rougeole, s'il n'est pas préservé par une atteinte antérieure : c'est là la *contagion directe*.

Quant à la *contagion indirecte,* elle est facile à saisir et analogue à ce qui a lieu pour la variole. Le germe de la rougeole est transporté au dehors de l'endroit où séjourne le malade, avec les draps, les linges, les effets qui lui appartiennent, et qui se sont, pendant la maladie, imprégnés de ces germes. Si quelque enfant entre en contact avec ces objets, il gagnera la maladie tout comme s'il avait approché le malade même. Ainsi encore, c'est un fait bien connu que des personnes qui approchent un malade atteint de rougeole, qui n'éprouveront de ce contact aucun dommage pour elles-mêmes, pourront, en rentrant chez elles, donner la maladie à leurs enfants; ces personnes auront donc servi de *véhicule* au germe de la rougeole.

Il est problable que l'air peut disséminer le germe de la rougeole dans le voisinage du malade, et donner la maladie aux voisins; mais il y a lieu d'admettre que cette dissémination ne peut s'exercer que dans un court rayon.

Ainsi donc, appliquant à la rougeole deux termes que nous avons suffisamment expliqués, nous dirons que la contagion de la rougeole est *directe* et *indirecte;* qu'on gagne la rougeole au contact du malade, mais qu'on la gagne aussi sans l'avoir approché et par un mécanisme facile à concevoir après ce que nous avons dit.

78. **Scarlatine.** — La scarlatine est, comme la rougeole, une maladie de l'enfance; après douze à vingt-quatre heures de fièvre, d'un violent mal de gorge, la scarlatine se caractérise par une éruption qui couvre toute la surface de la peau d'une rougeur pourpre intense. L'éruption terminée, l'épiderme du malade tombe sous forme d'écailles, qui, aux mains et aux pieds, forment de grands lambeaux. Cette *desquamation* se prolonge plusieurs semaines après l'éruption, pendant la convalescence.

Une première atteinte de scarlatine préserve, dans l'immense majorité des cas, d'une atteinte ultérieure.

Bien que nous ne connaissions pas le microbe qui vraisemblablement cause la scarlatine, nous savons que cette maladie est très contagieuse, et nous savons aussi qu'elle peut, comme la rougeole et la variole, être gagnée soit au contact du scarlatineux, par contagion directe, soit en dehors de tout contact avec lui, par contagion indirecte.

Le scarlatineux est très longtemps dangereux : il l'est pendant sa maladie, qui évolue rapidement; il l'est pendant sa longue convalescence, tout le temps qu'il garde encore sur le corps, et principalement aux mains et aux pieds, ces grands lambeaux de desquamation qui se montrent après l'éruption. Ainsi le scarlatineux est dangereux pendant une période d'environ six semaines.

C'est dans ces écailles épidermiques que semble résider le germe de la scarlatine, et c'est par ces écailles répandues sur les linges, les draps, les effets, et disséminées dans l'air de la chambre du malade, que se fait la *contagion directe* et aussi le transport du germe scarlatineux à des personnes qui entrent en contact soit avec les effets du scarlatineux (blanchisseuses, etc.), soit avec des individus qui, ayant séjourné auprès du malade, véhiculent le germe de la maladie au dehors. La contagion *indirecte* de la scarlatine se fait donc comme celle de la variole et de la rougeole.

79. — A propos des fièvres éruptives que nous venons de passer en revue, quelques conseils sont utiles à noter dans l'intérêt des enfants réunis dans les établissements d'instruction.

1° Tout enfant atteint de fièvre éruptive doit être écarté de l'école; la plupart du temps il est aisé de reconnaître ces maladies dès le premier instant. L'enfant atteint de rougeole a les yeux larmoyants, rouges, le visage couvert d'un piqueté de petites taches rouges; — le scarlatineux est couvert d'une éruption en nappe rouge, à teinte foncée, uniforme; — le varioleux a des boutons rouges, saillants, disséminés çà et là sur la face. Lorsqu'un enfant se présente un matin avec l'une de ces manifestations diverses, alors que la veille il était indemne de toute éruption, il faut le renvoyer sur-le-champ, le soumettre à l'examen du médecin, qui donnera son avis sur la nature de la maladie.

2° L'enfant que la maladie a atteint ne doit être réadmis à l'école que si aucun danger ne peut résulter de sa présence pour ses camarades. On estime qu'après 25 jours l'enfant qui a eu la rougeole peut rentrer à l'école; que le délai doit être porté à 40 jours pour la scarlatine et la variole.

3° Parfois une épidémie se déclare avec une telle intensité dans l'école, frappant un si grand nombre d'élèves, que le licenciement s'impose pour un temps plus ou moins long, déterminé par l'autorité compétente. Il est de toute nécessité que l'école soit, avant la réadmission des élèves, soumise à des mesures de désinfection (Voir ci-après, pour ces mesures de désinfection, le chap. XV).

CHAPITRE XIV

LES MALADIES CONTAGIEUSES (*suite*).

Énumération des principales maladies contagieuses humaines. Voies de contagion pour chacune d'elles (*suite*) **: tuberculose, phtisie pulmonaire ; diphtérie; maladies transmises par les déjections humaines : fièvre typhoïde, choléra.**

80. **Maladies parasitaires microbiennes. — Tuberculose, phtisie pulmonaire.** — La tuberculose est une maladie à laquelle sont soumis la plupart des êtres vivants. Elle est une des causes les plus ordinaires de la mortalité chez l'homme ; elle atteint la plupart des espèces animales, et, parmi celles-ci, c'est surtout l'espèce bovine qui lui paye tribut. Les volailles aussi sont très fréquemment tuberculeuses. Nous avons déjà parlé de la tuberculose de l'espèce bovine et des dangers qu'elle peut faire courir à l'homme, lorsque nous avons traité de l'usage des *viandes dangereuses*. En parlant du lait, nous avons aussi déjà indiqué le danger du lait provenant de vaches tuberculeuses.

Pour l'instant, nous ne considérons que la tuberculose dans l'espèce humaine, et la transmission de la maladie de l'homme tuberculeux à l'homme sain qui l'approche. C'est surtout l'appareil respiratoire que la tuberculose frappe chez l'homme, et un mot vulgaire bien répandu désigne sous le nom de *poitrinaires* les personnes dont le poumon est attaqué par les tubercules. L'expression scientifique employée pour désigner la tuberculose pulmonaire est « phtisie pulmonaire ». *Phtisie* veut dire *consomption*, et c'est en effet là le trait distinctif de la maladie.

L'individu atteint par la phtisie pulmonaire pâlit, perd ses forces, maigrit d'une façon progressive, et qui peut aller jusqu'aux dernières limites de la consomption.

En même temps, il tousse et crache abondamment, et d'autant plus que l'affection fait plus de progrès. Le terme habituel de la maladie est la mort, qui survient avec plus ou moins de rapidité.

La tuberculose pulmonaire est contagieuse, très contagieuse : c'est là un fait indiscutable, quoique la connaissance en soit très récente. En approchant un tuberculeux, en vivant près de lui, dans son intimité, on a grande chance de contracter soi-même cette redoutable affection. Rien n'est plus fréquent que le fait de la tuberculose transmise par l'un des époux à son conjoint, car c'est dans cette vie commune de tous les jours, de tous les instants, que les chances de contagion sont les plus grandes.

Un mot du mécanisme de cette contagion. La tuberculose est produite par un parasite microscopique, un microbe spécial, bien connu, bien étudié aujourd'hui, et dont la découverte est due à un célèbre savant allemand, le docteur Koch.

Lorsque le microbe de la tuberculose attaque le poumon humain, il en ulcère et détruit le tissu, et les fragments ainsi détruits sont expulsés au dehors pendant la toux, avec les crachats. *Les crachats renferment — et c'est là un fait capital. — une grande quantité des microbes de la tuberculose.*

Les crachats sont jetés à terre, sur des linges, sur les draps, etc. ; ils se dessèchent bientôt, forment des poussières, et ces poussières remplissent l'air et y dispersent les innombrables microbes de la tuberculose que contenaient les crachats. En respirant l'air auprès d'un individu atteint de phtisie pulmonaire, nous faisons donc pénétrer dans nos poumons, à notre tour, les microbes de la tuberculose qui sont répandus en abondance dans cet air, et nous nous exposons nous-mêmes à la phtisie pulmonaire.

Tel est le mode simple et ordinaire de la contagion de

la phtisie pulmonaire. Assurément bien des gens qui contractent cette redoutable affection ne vivent pas dans l'intimité d'un tuberculeux ; mais il ne faut pas oublier que cette catégorie de malades est extrêmement nombreuse, qu'ils vont, viennent, vaquent à leurs affaires, même à une période avancée du mal, et que dans tous les endroits publics, au théâtre, dans les voitures, etc., etc., nous nous trouvons en contact avec des tuberculeux, qui sèment partout autour d'eux le microbe cause de leur affection, en sorte qu'à peu près partout nous sommes en contact avec ce dangereux parasite. Fort heureusement, il ne suffit pas d'être exposé à la contagion pour prendre la maladie ; sans cela personne n'échapperait à la tuberculose pulmonaire : il faut en outre un ensemble de circonstances spéciales, dites *prédisposition,* sur lesquelles nous n'avons pas à insister; mais il n'en est pas moins vrai que le danger de la contagion est très grand, et ce qui le prouve, c'est que la tuberculose pulmonaire est la maladie qui fournit partout, en France et ailleurs, le plus fort contingent de mortalité.

81. **La diphtérie.** — La diphtérie est une affection qui attaque surtout l'enfance, bien que les adultes ne soient pas, il s'en faut, à l'abri de ses atteintes. Elle se traduit par deux manifestations l'une et l'autre tristement connues de tout le monde, en raison de leur gravité et des ravages qu'elles font parmi les populations infantiles.

L'une de ces manifestations est l'angine diphtérique, désignée vulgairement sous le nom d'*angine couenneuse;* l'autre est le *croup.* Le croup siège dans le larynx, c'est-à-dire en cette partie de l'arbre aérien qui se rétrécit pour loger les organes de la voix. La diphtérie se traduit par la formation de couennes, de *membranes* de couleur blanchâtre, qui tapissent la gorge dans l'angine couenneuse et le larynx dans le croup. On conçoit que chez l'enfant, dont le larynx est si étroit, ce dépôt de membranes rétrécisse encore le passage laissé à l'air, que celui-ci n'arrive plus à se frayer la voie vers le poumon, et que, si les membranes ne viennent pas à disparaître ou à être rejetées au dehors dans un effort de toux, l'enfant meure asphyxié.

Nous connaissons depuis fort peu de temps le microbe qui est la cause vraie, intime, de la diphtérie, et nous savons que ce microbe siège dans la couenne, dans la membrane diphtérique.

De la contagion de la diphtérie nous ne pouvons dire qu'un mot, car nous ne sommes pas encore aussi avancés que nous le désirerions sur la connaissance du mécanisme de cette contagion.

Nous savons seulement fort bien que la diphtérie est très contagieuse, quelle que soit la forme sous laquelle elle atteigne le malade, angine couenneuse ou croup, qui d'ailleurs se réunissent souvent tous deux chez le même enfant. Nous savons aussi, et c'est un point des plus importants, qu'il faut aussi se méfier, à ce point de vue, de l'angine couenneuse qui a des apparences de bénignité, qui ne met pas en danger les jours du malade, qui ne l'empêche pas de sortir, d'aller à l'école, de jouer avec ses camarades, si c'est un enfant.

Nous savons que le séjour auprès d'un malade atteint de diphtérie est dangereux; que rarement, quand la diphtérie entre dans une famille, elle y atteint un seul enfant, qu'ordinairement le premier pris donne la maladie à ses frères et sœurs, et aussi aux personnes qui lui donnent des soins.

Nous savons aussi qu'on peut gagner la diphtérie sans avoir approché le malade, mais en manipulant des objets qui lui ont appartenu, qui ont été salis par ses crachats, les produits de sa toux, etc.; mais ici nous ne pouvons donner qu'une courte indication, et dire sans insister que la *contagion indirecte* existe pour la diphtérie comme la contagion directe.

Nous savons enfin que le germe de la diphtérie est des plus résistants, qu'il paraît se fixer sur les murs, le sol, le plafond, le mobilier de la pièce qui a été habitée par un diphtérique, et que là ce germe reste inerte souvent pendant des années, attendant une occasion favorable pour faire de nouvelles victimes. Ainsi, pour prendre un exemple trop fréquent, des cas de diphtérie ont éclaté dans une école : l'école est licenciée et fermée pendant un temps souvent fort long. Les enfants rentrent, et parfois à peine sont-ils rentrés que la diphtérie éclate de nouveau. Le germe laissé par les premiers malades était resté fixé dans la pièce; il y avait sommeillé, et il s'est révélé en faisant de nouvelles victimes, dès que celles-ci sont revenues se présenter à lui. Aussi importe-t-il d'écarter immédiatement de l'école, jusqu'à guérison parfaite, tout enfant reconnu atteint de diphtérie. En outre, si une épidémie de diphtérie, ayant éclaté dans une école, a nécessité le licenciement des élèves, la désinfection de l'établissement, désinfection minutieuse, complète, est de rigueur. (Voir ci-après chapitre XV.)

82. **Coqueluche.** — Un mot seulement de cette affection que chacun connaît, car, à part la rougeole, il en est peu d'aussi répandues dans la population infantile. La coqueluche est facilement reconnaissable de tous : elle se caractérise par des accès de toux; chaque accès se compose de plusieurs quintes, séparées par une *reprise* tout à fait spéciale.

La coqueluche récidive très rarement, c'est-à-dire qu'on n'a pas deux fois la coqueluche dans sa vie.

Elle est éminemment contagieuse, et un enfant sain qui a été en contact avec un coquelucheux échappe rarement à l'affection. Le coquelucheux doit être écarté de l'école jusqu'à ce qu'il soit guéri.

C'est tout ce que nous pouvons dire de cette maladie, encore mystérieuse dans sa nature.

83. **Oreillons.** — Les oreillons sont une maladie de l'enfance, maladie fréquente, maladie bien connue, qui consiste dans un gonflement de la partie du cou située derrière la mâchoire inférieure, au-dessous de l'oreille. C'est un mal très contagieux, mais sans conséquence

grave : l'écolier atteint d'oreillons sera rendu à sa famille jusqu'à guérison.

84. **Maladies contagieuses transmises par les déjections humaines. — Fièvre typhoïde.** — La fièvre typhoïde est à l'état permanent dans notre pays; c'est une maladie qui y fait un nombre de victimes considérable, et dont il serait cependant bien facile de se préserver, si on le voulait. La fièvre typhoïde est contagieuse.

Ce qui est dangereux chez le malade atteint de la fièvre typhoïde, ce sont les matières fécales, les selles, les garde-robes, en d'autres termes.

Le microbe qui cause la fièvre typhoïde habite de préférence et surtout l'intestin du malade, et il en sort pendant toute la durée de la maladie avec les évacuations du typhoïdique.

L'individu sain prend la fièvre typhoïde en introduisant dans son tube digestif le microbe qui cause cette maladie.

On gagne la fièvre typhoïde en soignant sans précaution un malade typhoïdique, en souillant ses doigts au contact des matières fécales qui imprègnent les linges, les draps, etc., et en portant ensuite les doigts ainsi souillés et non lavés ou mal lavés à sa bouche ou sur des matières alimentaires; on prend la fièvre typhoïde en lavant le linge sali par des malades atteints de fièvre typhoïde.

L'eau potable joue dans la contagion de la fièvre typhoïde un rôle prépondérant : car, si elle a été chargée des microbes de la fièvre typhoïde par la projection directe des matières fécales des malades et par le lavage des linges, ou encore si elle a été souillée par des infiltrations provenant de fumiers, de fosses d'aisances qui ont reçu des selles de typhoïdiques, cette eau introduit directement dans le tube digestif des individus qui en font usage un grand nombre de ces dangereux parasites et donne ainsi naissance à la maladie.

On peut sans exagération déclarer que, sur cent cas de fièvre typhoïde, quatre-vingt-dix sont dus à l'ingestion d'une eau potable qui contenait des microbes de la fièvre typhoïde. C'est l'eau potable souillée par les microbes de la fièvre typhoïde qui donne lieu aux grandes épidémies, où l'on voit tout un village, une commune, une ville même, frappés et décimés par la maladie.

C'est à un médecin anglais, le docteur Budd, qu'est due la découverte du rôle de l'eau potable dans la contagion de la fièvre typhoïde, et en France la question a fait dans ces derniers temps l'objet de nombreux travaux. C'est à M. le docteur Brouardel que revient incontestablement l'honneur d'avoir mis en lumière chez nous cette contagion de la fièvre typhoïde par l'eau potable. Deux exemples frappants feront nettement saisir comment les choses se passent; nous les emprunterons l'un à M. Brouardel, l'autre à un travail personnel.

1° *Épidémie de fièvre typhoïde à Pierrefonds.* — En août et septembre 1886, vingt-quatre personnes viennent habiter à Pierrefonds trois maisons contiguës situées dans la rue du Bourg. Vingt de ces personnes tombent malades de la fièvre typhoïde; quatre succombent. Voici ce que l'enquête faite par M. Brouardel a révélé :

« Pierrefonds est bâti dans une vallée et reçoit son eau d'une source qui coule au pied d'une colline sur laquelle est construit le château. Une rue de la ville, la rue du Bourg, et plus particulièrement trois maisons, les maisons C..., B... et R..., avaient été visitées cinq fois depuis quinze ans par la fièvre typhoïde. Ce sont ces maisons qui en 1886 ont payé un si large tribut à la fièvre typhoïde. Pour se rendre compte de ces épidémies à répétition, il suffit de voir les conditions géologiques du sol de Pierrefonds. L'eau venant de la colline traverse une couche de sable, coule à travers les interstices du sol, et arrive au-dessous des maisons de la rue du Bourg, où les habitants la puisent. Or, dans son trajet cette eau se trouve en contact avec des fosses d'aisances qui, comme presque partout, ne sont nullement étanches et laissent filtrer des matières organiques. Pour augmenter encore le danger, les habitants de Pierrefonds envoient, au moment des pluies, l'eau des toits dans les fosses. Les matières organiques sont alors diluées et entraînées dans la nappe d'eau qui sert à l'alimentation de la rue du Bourg. » (P. BROUARDEL, *Conférence à l'Association scientifique de France*, 12 février 1887.)

Avec chaque verre d'eau qu'ils buvaient, les habitants des trois maisons frappées ingéraient un grand nombre des microbes qui causent la fièvre typhoïde ; ils gagnèrent la maladie. Ces microbes étaient venus dans cette eau avec les infiltrations des fosses d'aisances, où ils avaient été eux-mêmes antérieurement projetés avec les selles de malades atteints de fièvre typhoïde.

Voici maintenant un second fait : il est aussi des plus probants.

2° *Épidémie de fièvre typhoïde au lycée de Quimper.* — En février-mars 1888, une épidémie de fièvre typhoïde éclatait dans ce beau lycée, nouvellement construit, et atteignait vingt-neuf élèves, quelques maîtres répétiteurs, le fils de l'économe, le fils de la concierge et un domestique.

Les élèves sont là, comme dans tous les lycées, divisés en pensionnaires, demi-pensionnaires et externes. Or il se trouvait que pas un seul externe n'avait été atteint. Les vingt-neuf élèves malades étaient vingt-cinq pensionnaires et quatre demi-pensionnaires.

Ainsi donc, seuls les externes avaient été absolument épargnés ; toutes les autres catégories de la population du lycée sans exception (pensionnaires, demi-pensionnaires, maîtres, domestiques) avaient compté des malades. L'explication de ce fait était bien simple. L'eau du lycée n'était pas celle de la ville. Les externes, qui ne buvaient pas au lycée, étaient restés indemnes ; les cas de fièvre typhoïde avaient frappé ceux-là seuls qui faisaient usage de l'eau du lycée. Bien mieux encore, il n'y avait pas de fièvre typhoïde en ville ; il n'y en eut qu'un seul cas, et ce fut chez une femme qui habitait en face du lycée, et qui, liée avec la concierge de l'établissement, venait s'approvisionner d'eau au robinet de sa loge. C'était donc bien l'eau du lycée et l'eau seule qu'il fallait, par le raisonnement et l'enquête la plus logique, rendre responsable de l'épidémie.

L'eau potable dont on faisait usage au lycée était fournie par un puits situé dans l'établissement; ce puits n'était qu'à quelques mètres d'un conduit, plus ou moins étanche, qui recevait l'eau du trop-plein d'un groupe de tinettes de l'établissement. De ce conduit, l'eau souillée avait filtré et était facilement parvenue jusqu'au puits, qu'elle avait contaminé et chargé de microbes, parmi lesquels se trouvait celui de la fièvre typhoïde.

85. **Choléra asiatique.** — Le choléra asiatique, dont il nous paraît inutile de donner ici une définition, n'est pas une maladie de nos pays; il ne sévit en Europe que passagèrement, par grandes épidémies qui, après une courte existence et des ravages terribles, s'éteignent pour une longue période.

Le choléra n'existe à l'état permanent que dans les pays orientaux, et spécialement dans l'Inde anglaise. C'est d'Orient qu'il nous est apporté en Europe par les bâtiments qui touchent dans les ports infectés, y embarquent des passagers déjà malades du choléra ou qui ne tardent pas à le devenir une fois à bord; la maladie se répand alors sur le navire, et, lorsque celui-ci touche au port européen, il y sème le choléra, qui se disperse dans toutes les contrées voisines.

Il existe un système de protection contre les navires provenant de pays où règne le choléra, navires qui peuvent à bon droit être tenus pour suspects et dangereux pour la santé du pays où ils abordent. Ce système, c'est le système des *quarantaines,* dont nous ne saurions parler ici.

Beaucoup plus intéressante et d'un intérêt plus immédiat est la manière de se protéger du choléra, lorsqu'il sévit épidémiquement dans nos pays.

Le choléra asiatique est extrêmement contagieux, et

c'est de la connaissance du mécanisme de la contagion cholérique que découle la manière de se préserver des atteintes de la maladie.

Le choléra asiatique a pour cause un parasite microscopique, un *microbe* découvert par un savant allemand, le Dr Koch. Ce microbe ne vit et ne se multiplie que dans l'intestin du malade; c'est assez dire qu'un individu ne devient malade, ne devient cholérique, que lorsque le microbe du choléra asiatique a pénétré dans son tube digestif.

La contagion du choléra s'effectue donc par le tube digestif. *Comment le microbe cholérique peut-il pénétrer dans notre tube digestif?* Ceci connu, il nous sera facile de nous mettre à l'abri de la maladie en temps d'épidémie cholérique.

Un des symptômes qui ne manquent pour ainsi dire jamais chez les malades atteints du choléra, c'est la diarrhée; or la diarrhée n'est que l'expulsion au dehors des matières contenues dans l'intestin; et, puisque le microbe qui cause le choléra habite l'intestin, on conçoit que la diarrhée du cholérique renferme une grande quantité, une quantité innombrable de microbes dangereux. Il va nous être facile de montrer comment les microbes contenus dans les matières diarrhéiques de l'individu malade vont passer dans le tube digestif et l'intestin de l'individu sain.

La diarrhée du cholérique se répand sur ses draps, sur les linges qui sont en contact avec lui, etc. Or ces draps, ces linges, etc., sont touchés par bien des individus : tels ceux qui soignent le malade, la blanchisseuse qui lave ces objets, etc. Ces personnes touchent le plus souvent sans aucune précaution ces dangereux objets, souillent leurs doigts au contact des matières diarrhéiques qui les imprègnent, c'est-à-dire, en d'autres termes, chargent leurs doigts des microbes du choléra; trop souvent les doigts non lavés ou mal lavés sont portés à la bouche; trop souvent encore avec les doigts souillés on manie des substances alimentaires; dans un cas comme dans l'autre, on introduit dans sa bouche le microbe du choléra, et voilà comment ce microbe, sorti du corps de l'individu malade, peut passer dans l'organisme de l'individu sain; voilà comment il est si fréquent, dans les épidémies de choléra, que les personnes qui lavent le linge des malades, les blanchisseuses, soient plus atteintes que les autres.

Mais il est un moyen de propagation du choléra beaucoup plus terrible encore, parce qu'il peut semer, on va le comprendre, la maladie dans toute une population.

Souvent les matières diarrhéiques rejetées par un malade sont projetées *directement* dans un cours d'eau, si celui-ci est voisin de l'habitation, ou gagnent ce cours d'eau *indirectement;* plus souvent encore le linge souillé par la diarrhée cholérique est lavé dans un cours d'eau : ces deux pratiques équivalent en somme à déverser une quantité innombrable de microbes cholériques dans ledit cours d'eau. Or les microbes du choléra vivent fort bien dans l'eau; ce séjour leur est des plus favorables. Si l'eau ainsi peuplée de microbes cholériques vient à être bue par un groupe de personnes, par les habitants d'un village, d'une commune, voire même d'une ville entière, il est bien simple de concevoir que chaque verre de cette eau introduira dans le tube digestif des individus qui la boiront une grande quantité des microbes du choléra.

Tous seront en danger du choléra, et, si tous ne meurent pas, beaucoup du moins seront frappés plus ou moins gravement.

On exprime ces faits en disant que l'eau de boisson, l'eau potable, est un des véhicules préférés du choléra; que l'on gagne surtout le choléra par l'eau.

Dans un village il arrive fréquemment que l'eau potable soit fournie par un ou plusieurs puits : ces puits ne sont pas toujours bien tenus; trop souvent ils sont entourés de fumiers où l'on jette les matières fécales, ou bien ils sont à courte distance d'une sorte de trou non maçonné qui sert de fosse à fumier ou à purin, de fosse d'aisances, etc. Vienne une pluie, les matières du fumier, de la fosse, sont délayées, entraînées dans la terre, et bientôt mélangées à l'eau du puits. Si sur le fumier ou dans la fosse ont été jetées des matières renfermant les microbes du choléra (et c'est ce qui arrive quand on projette en ces endroits les selles des cholériques), ces microbes, entraînés par les eaux de pluie avec les autres matières du fumier ou de la fosse d'aisances, passeront dans l'eau du puits, et toute l'agglomération qui s'alimente d'eau potable au puits ainsi envahi par le microbe du choléra, prendra la maladie. C'est là un fait d'une extrême fréquence dans l'histoire des épidémies cholériques.

Un individu arrive au village portant déjà le germe du choléra, qu'il a gagné hors de ses foyers; il s'alite bientôt avec tous les symptômes de l'affection; ses matières diarrhéiques, contenant des myriades de microbes du choléra, sont projetées sans précaution sur le fumier, dans le trou baptisé du nom de fosse d'aisances. Le puits est tout voisin de cette fosse : à ce puits s'approvisionnent les habitants de la maison, ceux des maisons voisines. Entraînés avec les matières liquides du fumier, avec le purin, avec les matières liquides de la fosse, les microbes du choléra descendent lentement dans la terre, gagnant le niveau de la nappe d'eau; une pluie abondante précipitera leur marche : de toute façon ils arrivent à cette nappe qui alimente le puits. Voilà l'eau de celui-ci chargée des germes du choléra, et bientôt la maladie éclatera dans tout le groupe qui en fait usage.

Ainsi donc le choléra est une maladie contagieuse que l'individu sain gagne au contact du cholérique, en touchant aux linges que ses évacuations ont souillés; mais on peut prendre aussi le choléra sans avoir approché un seul malade, et on le prend soit en lavant le linge des malades, soit, beaucoup plus souvent, en buvant l'eau qui a été souillée, envahie par les microbes du choléra.

CHAPITRE XV

LES MALADIES CONTAGIEUSES (*fin*).

Désinfection : désinfectants. — Prophylaxie des maladies contagieuses microbiennes.

86. **Qu'est-ce que la désinfection?** — Les notions élémentaires générales que nous avons données sur la contagion, la revue rapide que nous avons faite des maladies contagieuses, conduisent à cette conclusion logique : les maladies dites contagieuses sont causées par des parasites spéciaux, le plus souvent des microbes; ce sont ces microbes qui, *passant par une voie ou une autre, voie directe ou indirecte,* de l'individu malade à l'individu sain, sont les agents de la contagion; ces microbes pénètrent dans l'organisme de l'individu sain soit avec l'air qu'il respire, soit avec les aliments et l'eau qu'il ingère, etc. ; ils entrent dans l'organisme soit par les voies respiratoires, soit par les voies digestives, etc. Il est donc bien certain que, si les microbes agents de la contagion pouvaient être détruits quand ils sortent de l'organisme du malade (par quelque voie que se fasse cette issue), on préviendrait sans retour tous les dangers de contagion qui menacent les individus sains. La manière de détruire les microbes s'appelle la *désinfection*. Les *désinfectants* sont des agents qui ont pour propriété essentielle de détruire les microbes, d'anéantir leur virulence, et de faire disparaître tout le danger inhérent à ces malfaisants parasites.

87. **Désinfectants.** — Les désinfectants peuvent être classés en *désinfectants chimiques* et *désinfectants physiques*.

Désinfectants chimiques. — Ces désinfectants sont ou gazeux ou liquides (solutions désinfectantes).

Les désinfectants chimiques, gazeux et liquides, sont

des plus nombreux. Il s'en faut que tous aient une égale valeur; nous ne retiendrons que ceux qui ont fait leurs preuves : ainsi, parmi les désinfectants gazeux, nous citerons seulement le gaz sulfureux; parmi les solutions désinfectantes, nous citerons les solutions de bichlorure de mercure, de sulfate de cuivre, les solutions d'acide phénique et le lait de chaux.

Désinfectants physiques. — Cette catégorie d'agents désinfectants ne comprend que la chaleur sous ses diverses formes : feu, chaleur sèche, chaleur humide.

Ainsi donc : gaz sulfureux; — solutions de bichlorure de mercure, de sulfate de cuivre et d'acide phénique; — lait de chaux; — chaleur sous ses diverses formes, tels sont les désinfectants principaux dont nous disposons actuellement.

Nous allons indiquer rapidement le rôle de ces divers désinfectants, en esquisser la pratique générale et en marquer la valeur relative.

Gaz sulfureux. — On obtient le dégagement de ce gaz en brûlant de la fleur de soufre. On réunit dans une pièce tous les objets à désinfecter; on bouche soigneusement les ouvertures de cette pièce en collant du papier sur les fissures par où pourrait s'échapper le gaz; on arrose d'eau le plancher; on dispose au milieu de la pièce une cuvette de sable, dans laquelle on dépose une quantité de fleur de soufre qui ne doit pas être moindre de 30 grammes par mètre cube d'espace à désinfecter : ainsi dans une pièce de 20 mètres cubes il faut brûler 600 grammes de fleur de soufre; on verse sur la fleur de soufre un peu d'alcool; on enflamme, et on se retire en fermant soigneusement la pièce. Au bout de quatre heures, on rouvre : la désinfection est terminée.

La pratique de la désinfection par le gaz sulfureux est des plus commodes; elle s'applique à tous les objets : vêtements, objets de literie, cuirs, etc.; elle n'est pas coûteuse; mais on en a contesté l'efficacité. En tout cas, elle est un moyen toujours disponible, qui, à défaut des autres, et bien appliqué, pourra, croyons-nous, donner de bons résultats.

Solutions désinfectantes. — Ainsi que nous l'avons dit, les seules substances, sur lesquelles on soit actuellement en droit de compter, sont le bichlorure de mercure ou *sublimé corrosif*, le sulfate de cuivre, l'acide phénique et le lait de chaux.

Les solutions seront au titre suivant :

Solution de bichlorure de mercure à 1 pour 1,000, c'est-à-dire contenant pour 1,000 grammes d'eau 1 gramme de chlorure.

Solution de sulfate de cuivre à 5 pour 100, et 2 1/2 pour 100. La solution à 5 pour 100 est dite *solution forte*; la solution à 2 1/2 pour 100 est dite *solution faible*.

Solution d'acide phénique à 5 pour 100 (*solution forte*) et 2 1/2 pour 100 (*solution faible*).

La valeur de ces diverses solutions désinfectantes est loin d'être égale.

La meilleure est la solution de sublimé corrosif; la moins bonne, la solution d'acide phénique, et la solution à 2 1/2 pour 100 de ce dernier est naturellement encore inférieure à la solution à 5 pour 100.

La solution à 1 pour 1,000 de sublimé corrosif est théoriquement un désinfectant parfait; mise au contact de tous les microbes connus, elle les détruit, elle les anéantit. Par malheur, dans la pratique des désinfections, les microbes qu'il s'agit de détruire sont associés à un grand nombre de substances qui les englobent, tels que crachats, excrétions intestinales, etc.; au contact de ces substances, qui contiennent de l'albumine, le sublimé forme des albuminates de mercure insolubles et perd sa vertu désinfectante. Néanmoins c'est un précieux désinfectant, et qui pour certains cas spéciaux, tels que lavage des mains, lavage des murs, des parquets, conserve toute sa supériorité.

Le sulfate de cuivre est précieux aussi; il est peu cher et il est efficace; il désinfectera fort bien les selles des malades, les crachats, les mains; il faut éviter de s'en servir pour le linge, qu'il peut détériorer.

A son défaut, on utilisera l'acide phénique pour les mêmes usages : selles des malades, mains, etc.

Le lait de chaux réunit de nombreux avantages; c'est un agent connu de tous, peu cher, qu'on prépare partout facilement; en outre, il est d'une haute efficacité. Il semble avoir été un peu oublié dans ces derniers temps; il ne mérite pas ce discrédit, et peut reprendre une place au premier rang par sa valeur désinfectante et son extrême commodité.

Chaleur. — La désinfection idéale est la désinfection par le feu; détruire à la flamme tous les objets souillés, tous les objets qui peuvent recéler le microbe dont on poursuit la destruction, est un procédé d'une efficacité radicale.

Le procédé de la désinfection par le feu peut être mis parfois en usage pour les objets sans valeur, mais dans la plupart des cas il est impraticable.

Exposer les objets à désinfecter à la chaleur sèche, c'est-à-dire à l'air surchauffé, n'est pas un bon procédé : car, chose curieuse, alors que la vapeur humide sans pression, à 100 degrés, alors que l'eau bouillante détruit facilement la plupart des microbes, la chaleur sèche doit être poussée très haut, au delà de 140 degrés, et prolongée un temps notable pour arriver à donner de bons résultats : c'est en somme un procédé qui ne peut entrer dans la pratique. Laissons-le donc de côté.

La chaleur humide, nous venons de le dire, est autrement efficace. Plonger les objets à désinfecter dans l'eau bouillante, les y laisser quelque temps, l'eau restant toujours à 100 degrés, est déjà un très bon moyen pratique de désinfecter les objets dont la nature se prête à l'immersion de cette eau. Exposer les objets à désinfecter à la vapeur humide à 100 degrés, dans une étuve par exemple, serait aussi un bon moyen; mais le *meilleur de tous*, le *moyen idéal, parfait*, qui donne toute sécurité, qui anéantit tout microbe, c'est l'exposition des objets à la vapeur humide sous pression à 115 degrés durant un quart d'heure. Tandis que quelques microbes résistent encore à l'eau bouillante ou à la vapeur humide à 100 degrés, aucun ne résiste à la vapeur humide sous pression à 115 degrés, maintenue pendant quinze minutes.

On a construit tout récemment de grandes étuves à vapeur humide sous pression, où la désinfection se fait méthodiquement, où la température peut être au besoin poussée bien au delà de 115 degrés, jusqu'à 130 et 140, la pression atteignant par conséquent deux et trois atmosphères. Ces étuves de grandes dimensions, stables à poste fixe ou locomobiles, peuvent recevoir à la fois une grande quantité d'objets dont la désinfection se fait en même temps.

Tous les objets en général sont susceptibles de la désinfection par l'étuve à vapeur humide sous pression, à l'exception des objets de cuir.

88. **Applications pratiques de la désinfection.** — Entrons maintenant dans le détail et énumérons les diverses façons de désinfecter les objets usuels. Nous connaissons les désinfectants ; nous allons exposer la conduite à tenir suivant les cas et suivant les moyens dont on dispose.

Envisageons d'abord quelle est la catégorie d'objets dont la désinfection s'impose dans les cas ordinaires.

On a compris, après ce que nous avons dit plus haut des diverses maladies, que les objets qui peuvent recevoir les microbes, agents de la contagion, sont très divers ; ce sont les linges de corps, les objets de literie, vêtements, tentures, tapis, parquets, murs, etc. Ainsi, par exemple, le malade atteint de fièvre typhoïde salit de sa diarrhée, où foisonne le microbe agent de la contagion, ses draps, ses vêtements ; le cholérique en fait autant ; de plus, il vomit sur les tapis, les parquets et le sol, et ses vomissements contiennent le microbe cholérique ; le tuberculeux projette à terre ses crachats remplis des microbes de la tuberculose : ces crachats se dessèchent, forment une poussière chargée de microbes, qui va se fixer sur les parois de la chambre; les croûtes desséchées du varioleux, qui contiennent le germe varioleux, imprègnent les murs, les tentures, les meubles.

Tous les objets ainsi souillés, qui ont servi de réceptacle aux microbes, devront être désinfectés.

Mais ce n'est pas tout encore : un point capital sera d'anéantir le microbe dans les diverses déjections du malade, déjections par le moyen desquelles il est déversé au dehors, et devient ainsi agent de la contagion. Ces déjections, selles de typhoïdiques, de cholériques, crachats de tuberculeux, contiennent des myriades de microbes redoutables; il faudra leur faire subir la désinfection, de façon à y anéantir les germes qu'elles contiennent.

Nous allons donc ranger les matières à désinfecter dans les quatre classes suivantes :

1° Vêtements;

2° Linges de corps, draps et objets de literie;

3° Mobilier, parquet ou sol de la pièce, tentures, tapis, murs;

4° Enfin toute la série des déjections dangereuses rendues par le malade.

1° Vêtements. — Il faut de préférence faire désinfecter à l'étuve à vapeur humide sous pression : seuls les chaussures et objets en cuir ne supportent pas cette désinfection. — A défaut de l'étuve, plonger les vêtements dans l'eau bouillante et les y maintenir quelques minutes. — A défaut encore de ces deux moyens, soumettre aux fumigations sulfureuses; pour les objets en cuir, ces fumigations sont à peu près le seul moyen à employer. Les vêtements doivent être désinfectés sans tarder, dès que le malade les quitte pour s'aliter.

2° Linges de corps, draps, objets de literie (*matelas, paillasses, lits de plume*.. — La désinfection à l'étuve doit être préférée pour tous ces objets. A défaut, plongez les linges, les draps, les toiles à matelas dans l'eau bouillante, et les y maintenez un temps suffisant (dix à quinze minutes). Brûlez les paillasses de peu de valeur. Pour les matelas, lits de plume, à défaut d'étuve, désinfectez au moyen du gaz sulfureux.

Les linges de corps doivent être désinfectés au fur et à mesure qu'ils sont salis et hors d'usage; ils ne doivent jamais être livrés au blanchisseur qu'après désinfection.

Les matelas, lits de plume, paillasses, seront désinfectés à la fin de la maladie.

3° Le mobilier de la pièce où séjourne le malade sera rigoureusement lavé à grande eau, et ensuite avec la solution de sublimé. Il en sera de même du parquet ou du sol de cette chambre; il en sera de même encore des murs; une bonne pratique à la campagne est de passer au lait de chaux les murs de la chambre du malade, à la fin de la maladie. On emploie pour les tentures et les tapis les mêmes moyens que pour les vêtements.

4° Les selles des malades seront désinfectées, aussitôt après l'évacuation, avec la solution forte de sulfate de cuivre, ou le lait de chaux. A cet effet, on verse dans le fond du vase qui doit les recevoir une certaine quantité desdites solutions.

Il ne faut à aucun prix jeter sans précaution les selles des malades, et surtout celles des cholériques et des typhoïdiques, sur les fumiers ni sur le sol; mais il faut les enterrer et les recouvrir de terre.

Les crachats de phtisique seront reçus dans un crachoir, qu'on pourra ensuite projeter dans l'eau bouillante.

Mais ce n'est pas tout encore : celui qui soigne les malades doit prendre des précautions, s'il ne veut se contagionner lui-même, ou devenir un agent de transport des germes contagieux. Une des précautions les plus importantes est la *propreté des mains*, qui devront toujours être *désinfectées* par un passage dans la solution de sublimé ou dans la solution faible de sulfate de cuivre, ou enfin la solution faible d'acide phénique, et lavées ensuite soigneusement.

89. **Prophylaxie des maladies contagieuses.** — Nous connaissons les diverses maladies contagieuses, leurs agents; nous savons les principales voies de la contagion pour chacune d'elles; nous savons où saisir l'agent contagieux, et nous savons enfin quels moyens sont à notre disposition pour détruire ces agents contagieux.

Possédant toutes ces données pratiques : voies de la contagion d'une maladie, destruction de son agent contagieux, nous sommes en mesure de faire face à la maladie, de l'éviter, de nous préserver, nous et les autres; nous sommes en mesure de faire la *prophylaxie* de chacune des maladies contagieuses : ainsi s'appelle la manière de se préserver et de préserver les autres des maladies contagieuses.

Envisageons chacune des maladies que nous avons passées en revue, et indiquons pour chacune les mesures prophylactiques. Ces mesures prophylactiques, nous les esquisserons à grands traits dans leur ensemble, dans leurs parties essentielles, pour mieux dire. Entrer dans tous les détails est, en effet, pour le moins inutile; il y a, pour écarter de nous chacune des maladies contagieuses, quelques préceptes capitaux dont il faut bien être pénétré. Ce sont ces préceptes que nous allons exposer ici.

Intervertissant l'ordre adopté jusqu'ici, nous commencerons par la fièvre typhoïde, en raison de sa fréquence et de l'intérêt qu'il y a à savoir la combattre.

90. **Prophylaxie de la fièvre typhoïde.** — L'agent de contagion de la fièvre typhoïde est contenu dans les garde-robes. *Il faut désinfecter les garde-robes* des typhoïdiques par les moyens indiqués.

Les garde-robes souillent les vêtements, les draps, les linges de corps que touche le malade : elles sèment sur ces objets l'agent contagieux; *il faut l'y détruire en les désinfectant.*

Le microbe de la fièvre typhoïde entre dans notre organisme par la voie digestive et suivant deux voies principales :

Avec nos aliments. — Ces aliments ont été touchés par les mains des personnes qui soignent le malade. Ces mains, souillées au contact de la diarrhée, des linges sales, n'étaient pas lavées; elles ont déposé le germe de la fièvre typhoïde sur les aliments qui seront consommés ensuite et porteront ainsi le germe dans le tube digestif; ou bien encore (autre mode un peu différent), les doigts souillés sont portés à la bouche involontairement.

Dans le premier cas (souillure des aliments), la personne dont les mains ont porté le germe sur les aliments peut se donner la fièvre typhoïde à elle-même, ou la donner aux autres, à ceux qui consommeront avec elle les aliments souillés. Dans le second (doigts souillés portés à la bouche), c'est le garde-malade qui se contagionne lui-même.

Pour éviter ces modes de contagion, un moyen est infaillible : lavage des mains avec les solutions désinfectantes, quand on vient de toucher le malade et les objets souillés par lui. Ce lavage est de rigueur avant de se mettre à table, et aussi avant de toucher aux aliments pour les préparer.

Avec l'eau potable. — L'eau potable est le véhicule ordinaire du germe de la fièvre typhoïde. C'est elle, nous l'avons dit, qui dissémine rapidement une épidémie; c'est à elle qu'il faut rapporter les épidémies qui frappent en masse. *En temps d'épidémie de fièvre typhoïde, il faut donc faire bouillir l'eau potable, quelle qu'en soit la provenance, ou la filtrer sur un filtre efficace;* en tout temps, faire bouillir toutes les eaux qui ne sont pas de source, qui ne sont pas à l'abri de tout soupçon.

91. **Prophylaxie du choléra asiatique.** — Les voies de la contagion du choléra asiatique sont absolument semblables à celles de la fièvre typhoïde; les mesures prophylactiques sont donc mot pour mot dans le choléra ce qu'elles sont dans la fièvre typhoïde :

Désinfection des garde-robes, et aussi des vomissements, qui contiennent le germe du choléra;

Désinfection des vêtements, linges, etc., souillés par les déjections du malade et ses vomissements;

Lavage rigoureux des mains pour les personnes qui approchent et soignent le malade;

Ébullition de toute eau potable en temps d'épidémie cholérique.

92. **Prophylaxie de la variole.** — Il n'y a qu'un moyen, mais il est sûr et presque infaillible, de se mettre à l'abri de la variole; ce moyen, c'est la *vaccination* dans les premiers temps de la vie, et les *revaccinations* à des époques convenables dans le cours de la vie. Nous développerons ce point capital dans un chapitre spécial (Voir ci-après chap. XVII), mais il doit être acquis dès maintenant.

Ce que nous savons de la variole, c'est que le malade est contagieux tant qu'il a des boutons et des croûtes, et que les croûtes se répandent autour de lui, sur tout ce qui le touche, sur tous les objets, sur le sol, les murs et le mobilier de la chambre. Nous savons aussi qu'on peut, après avoir approché le varioleux, transporter le germe au dehors à d'autres personnes sans être atteint soi-même.

On désinfectera donc les vêtements du malade. On désinfectera au fur et à mesure tous les objets qui l'entourent, qui se souillent à son contact. On désinfectera souvent le sol de la chambre qu'il habite, les murs et le mobilier de cette chambre. La maladie terminée, on procédera à la désinfection des matelas et autres objets de literie, au lavage et à la désinfection complète des murs et du mobilier de la chambre, au passage des murs au lait de chaux, si la nature de ces murs comporte ce nettoyage.

Nous ne saurions traiter ici la question de l'*isolement* du malade, c'est-à-dire de sa séparation absolue d'avec tous les siens. Mais nous devons indiquer deux points capitaux :

1° Dès que la variole se déclare dans une famille, il est indispensable de faire vacciner ou revacciner tous les membres de la famille;

2° Il faut ne laisser approcher du malade que les personnes nécessaires pour lui donner les soins, et écarter tous les autres : parents, amis ou visiteurs. Le malade devra occuper tout seul une chambre de l'habitation, quand faire se pourra.

93. **Prophylaxie de la rougeole.** — Elle comporte bien peu de mesures, car nous ne savons guère encore comment nous défendre de la maladie. Si bénigne que soit la rougeole, elle n'est pas cependant sans danger; les personnes qui ont des enfants devront avec grand soin leur défendre l'approche des malades atteints de rougeole, et devront elles-mêmes éviter absolument toute visite à ces malades. D'une façon générale, le mode de contagion de la rougeole ayant les plus grandes analogies avec celui de la variole, on peut dire que les mêmes mesures prophylactiques sont à conseiller, sauf, bien entendu, la vaccination applicable à la seule variole.

94. **Prophylaxie de la scarlatine.** — Nous n'avons rien autre à dire de la scarlatine que ce que nous venons de dire de la rougeole, et pour les mêmes raisons.

95. **Prophylaxie de la tuberculose.** — La tuberculose est la maladie de beaucoup la plus répandue. Le nombre de décès par tuberculose est énorme.

Il serait temps de se préoccuper de la prophylaxie de cette terrible maladie, et d'éviter une contagion contre laquelle on n'a guère jusqu'à présent cherché à se défendre.

L'agent de contagion tuberculeux est renfermé dans les crachats que le malade sème partout autour de lui sans précautions. Il faut lui imposer de cracher dans un linge ou dans un crachoir; il faut tâcher de ne laisser s'égarer aucun crachat sur le parquet, les meubles, etc. Le crachoir contenant les crachats sera plongé dans l'eau bouillante; les linges qui auront reçu les crachats seront désinfectés sans tarder.

Telle est la mesure prophylactique capitale, qui, si elle était bien observée, sauverait de la tuberculose beaucoup de gens, que leur vie sans précaution auprès des tuberculeux expose sans défense à la contagion de cette redoutable maladie.

96. **Prophylaxie de la diphtérie.** — Si peu avancés que nous soyons encore sur le mode de contagion de la diphtérie, nous savons que cette redoutable maladie, qu'elle soit l'angine ou le croup, est certainement contagieuse.

Écartons tous les enfants du lit d'un diphtérique, et, s'il a des frères et sœurs, éloignons-les sans tarder dès que le mal est déclaré.

Les linges souillés par les crachats, le produit de la toux du malade, deviennent des réceptacles du germe de la diphtérie. Désinfectons ces linges rigoureusement et immédiatement.

Sachons enfin que le germe de la diphtérie se répand, dans la chambre habitée par un diphtérique, sur tous les objets, et qu'il y vit, tenace, résistant, prêt à faire d'autres victimes quand celles-ci se présenteront. La maladie terminée, avant d'admettre dans le logis d'autres enfants, il faut désinfecter soigneusement tout ce que contient la chambre du malade, parquet, mobilier, murs, lit et literie.

Une découverte récente, conséquence des admirables travaux de M. Pasteur, vient d'améliorer considérablement le traitement de la diphtérie : nous voulons parler de la *sérothérapie,* imaginée et créée de toutes pièces par un médecin allemand le Dr Behring, et vulgarisée chez nous par l'éminent collaborateur de M. Pasteur, le Dr Roux.

97. **Prophylaxie de la coqueluche.** — Pour la prophylaxie de la coqueluche, nous ne pouvons dire qu'un mot, car c'est tout ce qu'on sait actuellement sur ce sujet. Il n'existe qu'un moyen de se garder de la coqueluche : c'est de ne pas approcher d'un coquelucheux.

CHAPITRE XVI

ÉVACUATION DES MATIÈRES FÉCALES

Les matières fécales. — Moyens d'évacuation : fosses fixes, étanches, etc. — Épandage, préservation des cours d'eau.

98. **Nécessité d'éloigner les matières fécales des agglomérations.** — L'homme adulte rejette chaque jour près de 1,500 grammes de matières excrémentitielles, dont les trois quarts environ sont liquides. La femme rejette une quantité moins forte, et l'enfant une quantité moindre encore, de telle sorte que la moyenne des excréments peut être évaluée journellement à 1,000 grammes par habitant dans une agglomération. Supposons que, revenant aux pratiques de temps et de peuples moins civilisés, les municipalités laissent chaque habitant jeter à la rue les matières excrémentitielles et que ces matières y soient abandonnées sans traitement, une grave infection ne tardera pas à se produire dans l'agglomération. Ce n'est d'ailleurs pas là une hypothèse gratuite : car les choses se passent ainsi dans quelques quartiers de villes populeuses de notre Midi, et les incommodités et dangers qui résultent de cette pratique, et que nous allons énumérer, ne sont que trop réels.

D'abord, le premier inconvénient est le dégagement d'une odeur spéciale, insupportable, qui s'exhale naturellement des matières excrémentitielles à l'air libre; l'air ne tarde pas à être infecté dans toute la ville. Mais ce n'est pas tout encore, et l'inconvénient d'une pareille pratique n'est pas seulement pour l'odorat. Nous l'avons dit : dans quelques cas, les matières excrémentitielles, les matières fécales, peuvent renfermer le germe de maladies contagieuses et servir à semer la maladie, à la transmettre aux individus sains. Tel est le cas des matières fécales émanées des individus atteints de la fièvre typhoïde, du choléra, etc. Ces matières renferment le germe de la fièvre typhoïde et du choléra, et l'on conçoit quel danger terrible peut résulter de la projection de pareilles matières dans la rue et de leur abandon sur le sol. Partout donc le problème s'est posé d'éloigner des villes les matières excrémentitielles, et le problème a été résolu d'une façon bien différente, plus ou moins hygiénique, mais, il faut bien le dire, encore très insuffisante là où elle est le plus perfectionnée.

99. **Des divers systèmes d'évacuation.** — Les procédés d'éloignement des matières excrémentitielles actuellement en usage sont de quatre sortes ; on emploie :

1° La fosse fixe ;

2° La tinette mobile ;

3° La tinette-filtre ;

4° Le système du *tout à l'égout*.

1° On désigne sous le nom de *fosse fixe* une excavation creusée dans le sous-sol de la maison, excavation de capacité variable et qui, communiquant avec les tuyaux de chute des cabinets de la maison, reçoit et conserve jusqu'à enlèvement les matières excrémentitielles des habitants. Les arrêtés de police ont établi que ces fosses, à Paris, devaient être enduites d'un mortier de chaux maigre ou d'un ciment de Portland, de Vassy, ou de béton Coignet, c'est-à-dire qu'elles devaient être à parois absolument étanches, s'opposant à toute déperdition dans le sol environnant ; de plus ces fosses doivent être munies d'un tuyau d'évent, atteignant jusqu'à la hauteur des bouches de cheminées de la maison ou des maisons contiguës, si celles-ci sont plus élevées.

Les inconvénients des fosses fixes sont nombreux :

a) Elles infectent le sol ;

b) Elles infectent l'air de la maison et de la ville même ;

c) Elles nécessitent des opérations de vidange dégageant une odeur horrible, et des dépôts où la matière vidangée est emmagasinée (*dépotoirs*) ou bien transformée en engrais en même temps qu'emmagasinée (*dépotoirs et fabriques de sulfate d'ammoniaque*).

a) Les fosses fixes infectent le sol, et cela se conçoit facilement : car l'étanchéité de la paroi est absolument illusoire; les matières filtrent toujours à la faveur de quelque cassure, de quelque vice de construction, ou bien parce qu'elles-mêmes attaquent la matière des parois; quelle que soit la cause qui favorise la filtration, celle-ci se produit toujours, et le sol autour des fosses fixes est profondément souillé, dans une étendue plus ou moins grande.

b) Elles infectent l'air de la maison et l'air de la ville; le mécanisme de cette infection est tout aussi simple. Les tuyaux qui, des cabinets, conduisent les matières à la fosse, c'est-à-dire les tuyaux de chute, n'étant protégés par aucune fermeture ou que par des fermetures insuffisantes, laissent l'air méphitique de la fosse remonter et se répandre dans les cabinets, et de là dans les appartements.

Quant à l'air de la ville, ce sont les tuyaux d'évent qui l'infectent, en disséminant dans cet air les émanations de la fosse. Ajoutons que la moindre cassure du tuyau d'évent dans la maison répand dans les appartements les gaz de la fosse.

c) Une nouvelle cause d'infection, c'est l'opération de la vidange. Lorsque la fosse fixe est pleine, il faut la vider : c'est là une opération que chacun a pu voir, et on sait quelle odeur épouvantable elle exhale le plus souvent, quelles traces méphitiques elle laisse pour un temps plus ou moins long.

Pour vider la fosse et y introduire les tuyaux qui conduiront les matières dans la tonne qui les emportera, il faut soulever le couvercle de pierre qui obture la fosse. A ce moment, les gaz méphitiques emprisonnés se répandent au dehors ; ces gaz sont non seulement d'une odeur horrible, mais encore ils sont dangereux.

Lorsque des ouvriers imprudents s'engagent dans la fosse aussitôt qu'elle vient d'être ouverte, alors que les gaz n'ont pu encore s'éliminer, ils peuvent tomber mortellement frappés, asphyxiés subitement, et les vidangeurs désignent sous le nom de *plomb* ce poison violent, mais non encore connu dans sa nature intime, émané de la fosse, qui tue en une minute.

Autrefois, il fallait brasser mécaniquement les matières de la fosse, afin de bien mélanger les parties liquides et solides, et l'évacuation se faisait au moyen d'une pompe à main et à travers des tuyaux en caoutchouc ou en toile plus ou moins bien joints, qui laissaient des traces sur le sol.

L'horreur de cette opération a été bien diminuée par de récents perfectionnements que nous ne pouvons étudier, mais elle est encore suffisante pour faire condamner cette pratique.

Mais ce n'est pas tout encore; les tonnes ainsi remplies de la matière des fosses emportent les matières soit aux dépotoirs, soit à des usines à sulfate d'ammoniaque.

Les *dépotoirs* sont des établissements qui reçoivent les matières excrémentitielles, en éliminent la partie liquide, et transforment en une matière sèche, dite *poudrette*, la partie solide. La séparation des matières solides et liquides se fait dans une série de bassins où les matières solides se déposent; ces bassins, à ciel ouvert ou mal protégés par des clôtures insuffisantes, sont des foyers d'exhalaisons affreuses, infectant l'air à grande distance. Les matières liquides, dites *eaux-vannes,* ne sont pas utilisées et s'en vont ordinairement au cours d'eau voisin : c'est ce qui se passe notamment à Paris, où le vaste dépotoir de Bondy déverse dans la Seine la presque totalité de ses eaux-vannes.

Ici donc intervient un facteur nouveau d'insalubrité, facteur considérable : la souillure d'une rivière par des eaux excrémentitielles, eaux infectes à tous les points de vue.

Les fabriques de *sulfate d'ammoniaque* constituent un

progrès considérable; mais, pour une cause ou une autre, soit que les procédés de fabrication ne soient pas encore aussi parfaits qu'ils devraient l'être, soit négligence des fabricants, ces usines empestent l'air ambiant d'une façon très notable et très désagréable. Voici, en deux mots, le fonctionnement de ces établissements.

Les matières excrémentitielles des fosses qui y sont amenées y sont laissées à découvert dans des bassins plus ou moins clos, d'où s'exhale par conséquent plus ou moins d'odeur, et la partie liquide qui se sépare, les eaux-vannes sont partiellement transformées, en présence de l'acide sulfurique et par une série de manipulations dégageant des émanations fétides auxquelles il n'est pas toujours suffisamment remédié, en sulfate d'ammoniaque, livré ensuite à l'agriculture. Le reste des eaux-vannes est évacué ensuite hors de l'usine, et les matières solides desséchées sont transformées en poudrette.

A Paris, les dépotoirs et usines à sulfate d'ammoniaque sont répartis dans la banlieue, formant comme une ceinture d'exhalaisons méphitiques qui, par certains jours et certains vents, viennent infecter jusqu'aux quartiers centraux de la capitale.

On voit donc combien sont nombreuses et variées les causes d'infection tenant à la fosse fixe, procédé antique et barbare qui est aujourd'hui condamné, de l'avis unanime des hygiénistes.

100. 2° **Tinettes mobiles.** — Dans ce système, la fosse fixe n'existe plus; le tuyau de chute des cabinets communique avec un tonneau de capacité variable, du volume d'une futaille ordinaire le plus souvent. Lorsque le tonneau est rempli, on l'enlève (de là le nom de *tinette mobile*), et on le remplace par un tonneau vide. Les maisons qui comptent plusieurs habitants possèdent ordinairement des tinettes mobiles enfermées au sous-sol, dans une pièce spéciale.

Il s'en faut que ce système, qui supprime quelques-uns des inconvénients de la fosse fixe, et particulièrement l'infection du sous-sol, soit exempt de défauts. Et d'abord, si les tinettes ne sont pas vidées à temps, elles se répandent sur le sol, infectent l'atmosphère de la chambre où elles sont contenues; de plus, le tuyau de chute établissant une communication ordinairement libre entre le tonneau et les cabinets, les mauvaises odeurs dégagées du tonneau peuvent remonter, se répandre dans les cabinets et de là dans tout l'appartement. Enfin, ici comme pour la fosse fixe, il y a nécessité de dépotoirs et d'usines à transformation.

3° *Tinettes-filtres ou système diviseur.* — La base de ce système, qui a été fort en vogue un moment à Paris, est la suivante : séparer entièrement les matières solides excrémentitielles des matières liquides; retenir celles-là, qui seront enlevées par les vidangeurs, et laisser écouler celles-ci dans l'égout, où se rendent les eaux de la rue, les eaux de pluie, les eaux ménagères, les immondices de la rue, etc.

« Les tinettes-filtres appartiennent à différents types, mais elles sont toutes essentiellement constituées par un cylindre divisé en deux loges inégales par une lame en métal percée de trous ayant de 8 à 10 millimètres de diamètre. La plus grande loge reçoit les matières fécales et l'urine provenant du tuyau de chute. Les matières liquides passent à travers les orifices de la plaque; elles tombent dans la petite loge et s'écoulent dans l'égout par un tuyau d'échappement. » (BROUARDEL, 1884, Commission d'assainissement.)

En réalité ce système diviseur ne *divise rien;* les matières fécales ne sont pas toujours pâteuses, et les matières diarrhéiques liquides n'éprouvent aucune difficulté à passer à travers la lame diviseur. Quant aux matières solides restant sur la lame, elles ne tardent pas à être ramollies, désagrégées, et entraînées à travers le diviseur par tous les liquides, urine et eaux, qui tombent sur elles.

Le système diviseur n'est donc qu'une complication inutile du procédé suivant : le tout à l'égout, qu'il nous reste à examiner.

4° *Tout à l'égout.* — Voici les lignes essentielles de ce système. Chaque maison est, par un embranchement, reliée à l'égout voisin. Cet embranchement communique avec tous les tuyaux de chute des cabinets de la maison, qui lui amènent les matières excrémentitielles, et ces matières, il les verse dans l'égout.

Toute communication d'odeur entre l'égout et la maison est interceptée par une fermeture à eau, un *siphon hydraulique*, et de même chaque cabinet est gardé des mauvaises odeurs par un siphon hydraulique placé sur l'embranchement qui relie la cuvette de la garde-robe au tuyau de chute.

Les avantages de ce système sont *apparents* et *considérables pour la maison*. Les matières excrémentitielles sont aussitôt éloignées; elles ne peuvent infecter ni le sol ni l'air de la maison, et les fermetures hydrauliques empêchent toute mauvaise odeur provenant de la canalisation intérieure ou extérieure (embranchement sur égout et égout). De plus, le système ne peut fonctionner qu'à l'aide de puissantes chasses d'eau, entraînant chaque garde-robe et faisant obturation dans les siphons : c'est là un élément de propreté précieux et qui fait défaut dans le système des fosses fixes et fosses mobiles, où l'eau est ménagée avec grande parcimonie dans les immeubles, parce qu'un trop grand apport dans la fosse fixe ou mobile nécessiterait des vidanges coûteuses trop fréquemment répétées.

Mais les inconvénients du système commencent hors de la maison.

Pour que les matières solides ne se déposent pas sur les parois de l'égout, il faut qu'elles soient entraînées sans interruption et avec force par la pente de l'égout et par de puissantes chasses d'eau. Sans ces deux conditions, pente de l'égout, chasses puissantes, les matières se déposeront et s'accumuleront dans la partie inférieure du conduit; elles s'y décomposent, y fermentent, exhalent de l'odeur; de plus, si l'eau vient à baisser de niveau, si elles sont mises à nu, elles se dessèchent, se transforment en poussière et peuvent être entraînées au dehors, dans la rue, par les ouvertures des regards d'égout. Car il se fait continuellement un échange d'air entre la rue et l'égout, échange qui est, on le conçoit, tout au bénéfice de l'égout, tout au détriment de la rue, qui reçoit les odeurs et les poussières des matières desséchées d'égout.

En tout temps ces odeurs ont de l'inconvénient, ces poussières sont insalubres; mais on conçoit que, si ces odeurs et ces matières pulvérulentes proviennent de matières fécales, et surtout de matières fécales de malades atteints de fièvre typhoïde ou de choléra, elles présenteront un danger particulier.

Mais ce n'est pas tout encore. Les matières d'égout contenant toutes les immondices de la localité, que va-t-on en faire? On a cherché à ce problème difficile une solution, et voici celle qui est intervenue. C'est l'*épuration par le sol des eaux d'égout.*

Cette pratique de l'épuration par le sol des eaux d'égout, de l'*irrigation,* comme on dit, est née en Angleterre, où, depuis de longues années, la ville d'Édimbourg verse ses eaux d'égout sur les prairies voisines. Aujourd'hui le système est appliqué dans un grand nombre de villes étrangères, et surtout à Berlin; les eaux d'égout chargées de *toutes les matières excrémentitielles* viennent se déverser sur des champs d'épuration au voisinage de la ville. Une application bien connue de cette épuration est faite depuis longtemps par la ville de Paris dans les champs de Gennevilliers.

Le savant anglais M. Frankland, à qui l'on doit les travaux les plus importants sur cette matière, a écrit que « le filtrage à travers le sable, le gravier et certaines terres, exécuté dans de bonnes conditions, est le moyen le plus efficace pour la purification des eaux d'égout. »

Le mécanisme de cette épuration réside dans la transformation de la matière organique en gaz carbonique, eau, ammoniaque, acide nitrique et principes minéraux inoffensifs. L'acide nitrique est fixé et se transforme en nitrate dans le sol. Cette transformation se fait par une combustion qui s'opère dans les couches de terre successives que traversent les eaux répandues sur le sol d'épuration.

Dans la presqu'île de Gennevilliers, les eaux ainsi épurées sont drainées et font retour à la Seine.

L'épuration chimique, c'est-à-dire la combustion de la matière organique, paraît bien complète; mais les eaux d'égout ainsi déversées sur le sol contiennent, lorsqu'elles renferment des matières fécales, des germes de maladie, et spécialement le germe de la fièvre typhoïde. Ces germes sont-ils arrêtés et détruits par le sol, et l'épuration est-elle alors complète? ou bien ces germes échappent-ils à l'action dépurante du sol et gardent-ils leur vitalité? Telle est la question capitale; si elle se juge favorablement, le tout à l'égout, pourvu que les égouts soient bien construits, à bonne pente et que l'eau y soit en abondance, pourra être regardé comme un excellent système; mais si ces germes malfaisants résistent, s'ils font retour intacts à l'eau de la rivière par les drains qui collectent les eaux épurées, l'eau qui revient ainsi aura bien une apparence favorable, mais elle sera au fond tout aussi malfaisante qu'avant l'irrigation, et la rivière sera polluée d'une façon tout aussi dangereuse, quoique moins visible à l'œil nu.

Cette question est encore entièrement à l'étude, et le peu que l'on sait plaide en faveur de la longue vitalité et de la résistance des germes.

101. **De quelques coutumes déplorables dans les villes et dans les campagnes.** — Nous avons passé en revue successivement les divers systèmes *municipaux* d'évacuation de vidanges; il nous reste un mot à dire des coutumes déplorables qui se pratiquent encore trop fréquemment dans nos villes, et qui sont une honte pour un pays civilisé. Ces coutumes sont :

a) L'abandon, la projection des matières dans la rue, le jet au ruisseau, pratiqués surtout dans le Midi, dans les quartiers pauvres et populeux de bien des villes françaises;

b) La projection dans une tinette placée soit dans le haut de la maison, soit dans la cage de l'escalier, tinette débordant, répandant dans toute la maison ses matières et odeurs méphitiques;

c) Le déversement dans des trous pratiqués dans le sol (pays du Midi), dans des puisards absorbants, qui souillent le sol, les nappes d'eau voisines, etc.

On peut dire que notre civilisation, si raffinée en bien des points, est sur celui-ci, la bonne évacuation des vidanges, singulièrement en retard, et qu'il est déplorable que notre pays ait fait si peu de progrès dans une question d'hygiène capitale, où la santé de tous est intéressée au plus haut point.

Après avoir dit ce qui se passe dans les villes, il faut dire un mot des coutumes de la campagne. Elles sont déplorables en général, rudimentaires, barbares; elles ont causé et causent encore chaque jour de terribles épidémies de fièvres typhoïdes et de choléra, lorsque celui-ci règne en France.

Une première coutume est l'abandon au hasard sur le sol des rues, des champs, etc., des matières excrémentitielles.

Ailleurs, les matières sont collectées et le sont de façons différentes : tantôt elles sont réunies dans une tinette qui est versée sur le fumier ou directement sur les champs; tantôt ces matières sont collectées directement sur le fumier, qui sert encore de fosse à purin.

Rien n'est plus dangereux que cette projection au fumier, et voici pourquoi : le plus souvent, pour ne pas dire toujours, les fumiers sont placés dans un trou non maçonné, dont la terre laisse filtrer peu à peu toutes les matières liquides suspectes de ce fumier. Vienne un orage, ces matières sont encore plus rapidement entraînées dans le sol avec l'eau de pluie; souvent aussi le puits qui sert à l'alimentation des habitants de la maison ou d'un groupe d'habitations est peu distant de ces fumiers; les matières infectes qui du fumier ont pénétré dans la terre s'infiltrent jusqu'à la nappe qui fournit au puits et en infectent l'eau. Le plus souvent, mais non toujours, les puits ainsi souillés traduisent leur infection par un trouble notable après les orages. Si les matières excrémentitielles ainsi déversées sur le fumier contiennent des germes de maladie, les germes de la fièvre typhoïde ou ceux du choléra, l'eau du puits que souillent les infiltrations du fumier recevra ces germes dangereux, et les individus qui la boiront seront en danger de fièvre typhoïde et de choléra. La projection des matières excrémentitielles sur les fumiers, dans les campagnes, est, par suite, un des moyens les plus capables de favoriser la propagation de la fièvre typhoïde et du choléra dans ces localités en temps d'épidémie.

Mais ce n'est pas tout encore ; les cultivateurs ont l'habitude de répandre sur leurs champs, dans certaines contrées, les matières de leurs tinettes, voire celles des voisins, qu'ils achètent pour supplément d'engrais. Cette pratique est fâcheuse : si ces matières contiennent des germes de maladie, pendant l'enlèvement et la manipulation de ces tinettes ils s'exposent à des odeurs dangereuses. Ces manipulations ne vont pas sans que les mains ne touchent le plus souvent les matières; et voilà de ce fait les doigts imprégnés de matières dangereuses contenant des germes de maladie. La propreté des mains est rare à la campagne. En rentrant de son champ, cette besogne terminée, le cultivateur porte ses doigts non lavés ou mal lavés sur ses aliments ou les aliments communs de la famille; il imprègne ces matières de germes malfaisants, qui sont ainsi avalés par lui ou les siens, et peuvent donner lieu au développement de la maladie.

Il serait bon que les gens de la campagne prissent des habitudes de propreté plus rigoureuses, que l'habitude leur en fût inculquée dès l'école, et que les matières excrémentitielles y fussent considérées sous leur véritable jour, c'est-à-dire comme des matériaux toujours infects et souvent très dangereux, qu'il est nécessaire d'éloigner soigneusement de l'habitation, et dont il faut éviter les méfaits.

Des systèmes de vidange moins rudimentaires, moins malsains, devraient enfin entrer dans la coutume des campagnes, et y entreront peu à peu quand les dangers que nous venons de signaler seront mieux connus de tous.

CHAPITRE XVII

VACCINATION. — REVACCINATION

Mortalité par variole.

102. **De la vaccination.** — Nous possédons depuis cent ans environ un moyen de préservation efficace, absolument certain, contre la variole. Ce moyen, c'est la *vaccination*. On ne saurait trop se pénétrer de ce fait capital : *la variole doit disparaître, et a de fait disparu là où la vaccination est régulièrement appliquée, où chacun est vacciné et revacciné.*

Au siècle dernier, où la variole fit de si affreux ravages, on imagina de se préserver de la maladie par la *variolisation*. C'est lady Montague qui introduisit en Europe, en 1721, cette pratique orientale, et voici en quoi elle consistait. On sait qu'une atteinte de la variole donne l'immunité à l'individu qu'elle frappe, c'est-à-dire que cet individu est à l'abri pour toujours de la variole : et il n'est pas besoin, pour gagner cette immunité, d'avoir subi une variole grave; la variole la plus bénigne, la plus légère, la *varioloïde,* pour employer le terme scientifique, préserve tout autant d'une atteinte ultérieure que la variole la plus forte. Si donc on pouvait, par un moyen quelconque, conférer à un individu, dans les premiers temps de la vie, une variole légère, bénigne, on le mettrait pour toujours à l'abri de la variole; le seul dommage résultant de l'atteinte de variole légère consisterait en quelques cicatrices discrètes sur la figure.

Eh bien, au siècle dernier, on conférait aux enfants une variole légère, une varioloïde, en leur inoculant, — c'est-à-dire en leur introduisant superficiellement sous la peau, — à l'aide d'une lancette, le contenu d'un bouton de variole pris sur un individu atteint de la maladie *sous forme légère* : c'était là la *variolisation*. Par malheur, la variolisation avait deux inconvénients :

1° La maladie ainsi inoculée, au lieu d'être bénigne, pouvait parfois être grave et même mortelle;

2° Le malade *variolisé* pouvait créer autour de lui un foyer de variole, comme on voit de nos jours un varioleux transmettre la maladie à son entourage.

Néanmoins la *variolisation* était une pratique heureuse, qui préserva bien des gens de la variole, et sans doute elle eût de nos jours continué à être en honneur, si le médecin anglais Jenner n'eût, à la fin du siècle dernier (1796), découvert la *vaccination*.

103. **Découverte de la vaccine.** — C'était une croyance populaire, dans le comté de Glowcester, que les individus qui, au contact de vaches atteintes de *cow-pox*, c'est-à-dire d'une éruption de boutons à forme particulière siégeant sur le pis et les trayons, avaient gagné accidentellement sur les mains une éruption de boutons semblables à ceux du pis de la vache, étaient préservés de la variole. Edouard Jenner vint, en 1775, dans le comté de Glowcester comme médecin inoculateur, c'est-à-dire comme médecin chargé de la pratique des variolisations; les variolisations qu'il tenta *sans succès* sur des gens de la campagne atteints accidentellement de boutons sur les mains en trayant des vaches qui avaient sur le pis l'éruption du cow-pox, le mirent sur la voie de la découverte : en 1796, il inoculait au bras un enfant de huit ans avec le liquide des boutons que portait sur la main une paysanne qui avait gagné le cow-pox en trayant une vache atteinte de cette éruption; l'enfant eut une éruption de boutons à l'endroit inoculé; plus tard, et c'est là un trait de génie, Jenner inocula à deux reprises cet enfant avec le contenu de boutons de *variole* : ces deux variolisations échouèrent absolument. Jenner avait donc démontré que *l'inoculation à l'homme du liquide provenant des boutons du cow-pox de la vache donne une éruption toute*

locale, se limitant à l'endroit inoculé, éruption qui confère à celui qui a subi cette inoculation l'immunité contre la variole. En 1798, Jenner publiait sa découverte immortelle.

Le liquide préservateur de la variole s'appelle le *vaccin;* l'inoculation de ce liquide au bras de l'homme est la *vaccination;* l'éruption qui suit cette inoculation est la *vaccine,* et les boutons de cette éruption sont dits *boutons vaccinaux*.

Jenner montrait ensuite que les boutons de l'individu vacciné ou *vaccinifère,* pour employer le mot technique, fournissent un vaccin qui peut être inoculé au bras d'un ou de plusieurs autres individus, chez lesquels on détermine ainsi la vaccine, c'est-à-dire l'apparition de *boutons vaccinaux* préservateurs de la variole.

Le produit ou *lymphe* des boutons vaccinaux de ces individus peut être inoculé au bras d'une nouvelle série d'individus, chez lesquels apparaîtra la vaccine et qui acquerront ainsi à leur tour l'immunité contre la variole; ce transport de la vaccine du bras d'un individu à un autre en *série indéfinie* s'appelle la *vaccination jennérienne*.

De l'Angleterre, où elle fut accueillie et pratiquée avec enthousiasme, la vaccination passa sur le continent, où elle se répandit d'abord largement et restreignit dans des proportions considérables la mortalité par variole. Mais bientôt il sembla que le bienfait de la vaccination se perdait; on vit la variole reparaître par épidémies; on vit des vaccinés mourir de la variole. Les bienfaits de la vaccination furent contestés. C'était à tort : la vaccination est absolument efficace, mais l'expérience nous apprend qu'elle ne met le vacciné à l'abri de la variole que pour un certain temps, et non pour la vie. Pour garder son immunité contre la variole, *il faut non seulement avoir été vacciné, mais encore il faut se faire revacciner;* en d'autres termes, il est certain que la vaccination ne garde sa puissance préservatrice sur l'individu que pendant un temps limité et variable, dix ans environ, en moyenne; au delà de ce temps, il faut, pour se garder de la variole, acquérir une nouvelle immunité en subissant la revaccination.

On conseille généralement d'agir de la façon suivante :

1° Première vaccination dans les premiers temps de la vie. Généralement cette opération ne se pratique que dans le deuxième mois qui suit la naissance. Ce qu'il faut bien savoir, c'est qu'on peut vacciner l'enfant sans inconvénient dès les premiers jours, dès les premières heures de la vie, et qu'en temps d'épidémie variolique cette vaccination hâtive, sans aucun danger, s'impose absolument.

2° Une première revaccination de 11 à 12 ans;

3° Une deuxième revaccination de 20 à 25 ans;

4° Une troisième revaccination de 35 à 45 ans serait utile encore.

104. **Procédés de vaccination actuels.** — La vaccination se fait aujourd'hui suivant deux procédés, dont il est utile de dire un mot : l'un est la vaccination jennérienne; l'autre, qui tend à se généraliser et à remplacer la vaccination jennérienne, est la vaccination animale.

1° *Vaccination jennérienne ou de bras à bras.* — Nous avons parlé de ce procédé, dû à Jenner, et qui fut seul en usage pendant de longues années, et en France tout au moins jusqu'à il y a vingt ans. Le procédé consiste à cueillir le vaccin dans les boutons vaccinaux d'un enfant en pleine éruption de vaccine, et à inoculer séance tenante d'autres enfants avec ce produit.

Le vaccin emprunté au bras d'un enfant peut aussi être recueilli dans de petits tubes très fins bouchés à leurs deux extrémités, et gardé dans cet état pour fournir à des vaccinations ultérieures.

2° *Vaccination animale.* — De nombreux reproches, peu mérités d'ailleurs, ont été adressés à la pratique de la vaccination de bras à bras. Ce procédé a été accusé d'avoir été la cause de transmission de certaines maladies graves du vaccinifère au vacciné. Si la chose a certainement eu lieu, elle a été très rare.

La vaccination de bras à bras est un excellent procédé, donnant de fort beaux résultats. Ce qu'on peut dire avec raison, c'est que, pour une séance comprenant de nombreux enfants à vacciner, un seul vaccinifère n'est pas suffisant; qu'il est souvent difficile de s'en procurer plusieurs. Vienne une épidémie, alors que la revaccination en masse s'impose, qu'il y a des milliers de demandes de vaccination à la fois, la vaccination jennérienne constitue une source insuffisante de vaccin, et particulièrement pour les grandes séances de vaccination, — celles, par exemple, qui ont lieu dans l'armée, où toutes les recrues doivent être vaccinées en un court espace de temps : — il a fallu créer un procédé plus pratique.

Ce procédé, c'est la *vaccination animale*, procédé excellent de tous points, qui se développe chaque jour et qu'on ne saurait trop recommander.

Voici en deux mots ce que c'est que cette vaccination animale. L'origine du vaccin, c'est, avons-nous dit, le liquide, la lymphe que sécrètent les boutons du cow-pox de la vache; il serait donc rationnel et très simple de vacciner directement l'homme avec la lymphe du cow-pox des vaches, tout autant que de faire passer le vaccin de bras à bras. Par malheur, le cow-pox est rare; à peine quelques cas se rencontrent-ils de loin en loin, et il n'y faudrait pas compter comme source de vaccin continue. On a tourné la difficulté, et, le cow-pox naturel manquant, on a fait du cow-pox artificiel. La chose est très simple. Si, sur la peau préalablement rasée d'un veau, d'une génisse, on fait un certain nombre d'incisions superficielles, qui dans le langage technique portent le nom de *scarifications*, et qu'on enduise la surface de ces incisions avec le produit des boutons du cow-pox naturel, chacune des incisions donnera naissance en quelques jours à un bouton qui aura l'aspect du bouton du cow-pox naturel et les propriétés préservatrices contre la variole même.

Le produit de ces boutons, qu'on pourrait appeler boutons de cow-pox artificiel, reporté de la même façon sur un autre veau ou une autre génisse, produit une éruption semblable et de même valeur; on peut opérer ainsi en série indéfinie, de façon à posséder une source de cow-pox toujours disponible.

Avec le produit de ces boutons, on peut vacciner séance tenante l'enfant ou l'adulte sur le bras; mais surtout, et c'est là qu'est l'immense avantage de la vaccination animale, on peut, en multipliant beaucoup les boutons, c'est-à-dire en faisant de nombreuses incisions et inoculations sur l'animal, obtenir une très abondante récolte de vaccin, qui, préparé d'une certaine façon, peut être conservé et expédié au loin pour des vaccinations, sur demande.

L'entretien du cow-pox artificiel en série indéfinie sur des veaux ou des génisses et la production du vaccin animal se font dans des établissements spéciaux, dits *instituts de vaccination animale.* Ces instituts, qui rendent de grands services, en ce qu'ils peuvent répondre sur-le-champ à des demandes considérables de vaccin, sont nombreux à l'étranger. Ils commencent à se multiplier en France et doivent leur existence soit à l'initiative privée, soit à l'initiative de municipalités intelligentes; Lyon, Bordeaux, Montpellier, Saint-Etienne, possèdent aujourd'hui de ces instituts vaccinaux, qui fonctionnent parfaitement et rendent les plus grands services, ainsi que nous le dirons tout à l'heure.

105. **Bienfaits de la vaccination.** — Une vérité, si éclatante qu'elle soit, rencontre toujours des sceptiques et des détracteurs; le fait n'a pas manqué pour la vaccination, dont quelques esprits paradoxaux ont nié les bienfaits, et c'est en Angleterre, le pays de Jenner, que les antivaccinateurs sont surtout nombreux et puissants; il existe même dans ce pays une ligue antivaccinatrice.

Les bienfaits de la vaccination sont pourtant évidents; mais il n'est pas oiseux de les établir ici sur des chiffres et des statistiques; il importe qu'il ne reste dans les esprits aucun doute. Voici quelques chiffres statistiques qui fournissent la preuve des bienfaits de la vaccination sans réplique possible.

La vaccination était obligatoire en Prusse *dans l'armée* dès 1834. A son arrivée au corps, chaque individu était vacciné ou revacciné. Dans la *population civile,* la vaccination était, jusqu'en 1875, ce qu'elle est en France, c'est-à-dire absolument libre, laissée au gré de chacun. Comparons les chiffres de décès par variole dans l'armée prussienne et la population civile de 1835 à 1871.

De 1835 à 1845, il y a eu annuellement en moyenne 30 morts par variole dans l'armée;

De 1845 à 1852, 0;

De 1852 à 1863, 1;

De 1863 à 1870, 2 à 3.

Pendant ce temps, la population civile, non soumise à l'obligation de la vaccine, perdait, de 1847 à 1870, en moyenne annuelle *trois mille individus par variole!*

En 1870-1871, douze cent mille soldats allemands vaccinés ou revaccinés entrent en France; ils se trouvent en face d'une épouvantable épidémie de variole, qui, à Paris seulement, cause, en 1870, 10,549 morts; en 1871, 2,777, et fait dans l'ensemble de l'armée française 23,469 victimes. Pendant cette même période de 1870 à 1871, l'armée allemande perd en tout par variole 314 hommes.

De 1874 à 1887, l'armée allemande *a perdu un soldat, un seul,* par variole.

En 1874, une loi est promulguée qui ordonne la vaccination dans l'année qui suit la naissance pour tous les sujets de l'empire allemand, et la revaccination à partir de douze ans : la loi est exécutoire à dater de 1875.

Aujourd'hui la variole ne figure plus même dans les statistiques mortuaires allemandes; les décès par cette cause sont tellement rares qu'ils ne sont plus regardés que comme absolument exceptionnels, et ont disparu de la liste des affections auxquelles la mort doit le plus ordinairement être rapportée.

Comparons Berlin et Paris, de 1880 à 1884, quant à la mortalité par variole.

Berlin, en 1874, avant la loi d'empire rendant la vaccination et la revaccination obligatoires, perdait 160 habitants pour 100,000 par variole.

La loi est promulguée et exécutée à dater de 1875. En voici les résultats :

A Berlin, sur 100,000 habitants, on constate les décès varioliques suivants :

En 1880, 1,81;
En 1881, 4,74;
En 1882, 0,43;
En 1883, 0,33.

A Paris, où chacun est laissé libre ou à peu près d'en agir à sa guise avec la vaccination, voici les statistiques des morts par variole, sur 100,000 habitants pendant la même période.

En 1880, 108,91 décès varioliques par 100,000 hab.
En 1881, 49,48 — —
En 1882, 29,65 — —
En 1883, 20, 4 — —

On voit ce que la variole nous coûte en France, où chacun est à peu près libre de se faire ou non vacciner, et où les revaccinations sont des plus rares; on voit combien nous sommes loin de la perfection allemande : et cependant il suffirait d'une loi rendant chez nous les vaccinations et revaccinations obligatoires pour que le fléau disparût comme chez nos voisins.

Des progrès ont été faits chez nous cependant, mais combien timides et incomplets! On exige dans les écoles le certificat de vaccination; mais la rigueur de cette exigence n'est pas partout égale, et bien des enfants y échappent.

On vaccine ou on revaccine dans l'armée tout homme arrivant au corps, et, le service étant obligatoire pour tous, il y a là une garantie réelle contre la variole; aussi notre armée, nouvelle preuve de l'efficacité des vaccinations, est-elle loin aujourd'hui des tristes chiffres mortuaires de 1870-1871.

De 1872 à 1880, le nombre des soldats morts par variole

n'a été que de 514 sur un effectif de 3,622,659 hommes; depuis 1880, la mortalité s'est encore abaissée :

1880, 73 décès par variole.
1881, 41 —
1882, 42 —
1883, 15 —
1884, 15 —
1885, 6 —
1886, 16 —
1887, 18 —

Ce qui démontre encore ce qu'il serait facile de faire dans notre pays avec une loi d'obligation, ce sont les résultats obtenus dans quelques centres, tels que Lyon et Bordeaux, où fonctionnent des *instituts vaccinaux*, dont nous avons déjà parlé.

La vaccination n'est pas obligatoire dans ces contrées, mais elle est rendue plus facile, et partant *se fait mieux* et plus fréquemment.

Or, voici ce qui s'est passé à Lyon :

De 1875 à 1884, il mourait en moyenne annuellement 158 individus par variole.

En 1884, l'institut vaccinal est créé.

En 1885, il y a 6 décès par variole ;

En 1886, 9 ;

En 1887, 9.

A Bordeaux, de 1876 à 1881, la moyenne des décès annuels par variole est de 180.

En 1881, l'institut vaccinal se crée.

De 1881 à 1888, la moyenne annuelle des décès varioliques tombe à 43.

Tous ces exemples sont concluants : la vaccination est absolument efficace contre la variole; un individu vacciné et revacciné à temps n'a, pour ainsi dire, et sauf de très rares exceptions, rien à craindre de la variole. Il est à souhaiter qu'une loi rendant obligatoires en France, comme elles le sont en Allemagne, la vaccination et la revaccination, nous délivre de ce fléau, qui déshonore un pays civilisé.

CHAPITRE XVIII

HYGIÈNE DE L'ENFANCE

Hygiène de l'enfance. — Nouveau-né. — Son alimentation. Préjugés populaires. — Le lait. — Dangers du lait quand il provient d'une vache tuberculeuse.

106. **Régime des nouveau-nés.** — La mortalité des nouveau-nés est considérable en France, et dans un pays comme le nôtre, où l'accroissement de la population est si faible, comparé à ce qui a lieu dans les pays voisins, l'Allemagne et l'Angleterre surtout, c'est là un fait déplorable. Il serait très important de s'appliquer à faire vivre l'enfant nouveau-né, et, disons-le immédiatement, cela est possible : la cause de cette mortalité effrayante des nouveau-nés que l'on constate dans notre pays, tient avant tout au peu d'intelligence que, dans les diverses classes de la population, on a des soins qu'exige la première enfance. On peut avancer sans crainte que l'immense majorité des pauvres enfants qui meurent dans les premiers temps qui suivent la naissance meurent d'*inanition,* non pas qu'ils ne soient point nourris, mais bien parce qu'ils sont nourris d'une façon qui ne convient pas à leur organisation.

Un médecin français, M. Parrot, a baptisé d'un nom expressif cette inanition progressive qui décime les nouveau-nés : il l'a appelée *athrepsie* (de deux mots grecs qui signifient *privation de nourriture*). Les symptômes de ce triste état sont bien connus : l'enfant vient mal, n'augmente pas de poids, sa peau se ride, se plisse; il a de la diarrhée verte; il s'affaiblit de jour en jour et succombe après un temps variable. On peut affirmer sans crainte que tout enfant qui est dans ces conditions *meurt de faim,* qu'il est nourri d'une façon qui ne lui convient pas et que la mort est proche, si on ne lui applique au plus tôt le régime convenable.

Ce régime, il faut que nul ne l'ignore, pour l'appliquer un jour dans sa propre famille ou pour éclairer les parents qui tuent leurs enfants par ignorance.

Une seule nourriture convient à l'enfant qui vient de naître et pendant les premiers temps de la vie: c'est le lait de femme, le lait de sa mère ou d'une nourrice.

Il est préférable, lorsqu'on confie un nouveau-né à une nourrice, que le lait de celle-ci ne date pas de plus de six mois; c'est le lait de deux à six mois de date qui convient le mieux au nouveau-né allaité par une nourrice.

Lorsqu'une mère ne peut nourrir, lorsque, pour une raison ou pour une autre, l'enfant ne peut être confié à une nourrice, on l'allaite *artificiellement* avec du lait d'ânesse, de vache, etc. Cet allaitement artificiel *est toujours regrettable;* toutefois, pratiqué de la façon que nous dirons tout à l'heure, il peut donner encore des résultats satisfaisants, et l'enfant peut s'élever. Nous parlerons successivement :

1° De l'allaitement par la mère ou par une nourrice ou alllaitement naturel;

2° De l'allaitement artificiel.

107. **De l'allaitement naturel de l'enfant par la mère ou une nourrice**. — Dans l'allaitement naturel une condition importante est de régler l'enfant, c'est-à-dire de lui donner à teter à des intervalles à peu près réguliers. C'est une mauvaise pratique, et qui ne tarde pas à être nuisible à l'enfant, que de lui présenter le sein à tout propos, sans règle, par exemple pour le calmer dès qu'il crie, comme le font certaines personnes. On arrive aisément à régler l'enfant, « sinon dès le début, au moins vers six semaines. Pendant les premiers mois, l'enfant doit être mis au sein huit ou dix fois par vingt-quatre heures, c'est-à-dire toutes les deux ou trois heures environ pendant le jour et deux fois la nuit : à partir de quatre mois, les tetées

doivent être moins nombreuses; après six mois, l'enfant peut teter seulement toutes les trois heures, les repas devenant naturellement d'autant plus copieux qu'ils sont moins fréquents. Six tetées, dont quatre ou cinq le jour et une ou deux la nuit, sont alors suffisantes. » (TARNIER et CHANTREUIL.)

Il y a trois critériums très importants de la bonne santé d'un enfant à la mamelle; ce sont :

a) L'aspect extérieur;

b) L'aspect des garde-robes;

c) L'augmentation de poids.

L'enfant à la mamelle qui est en bonne santé, *qui profite,* a la figure pleine, le corps ferme, la peau tendue, les fesses saillantes, bien marbrées, présentant de petits creux, des fossettes. Chez l'enfant qui n'est pas nourri convenablement, qui ne profite pas, la peau se ride et devient flasque; la figure a l'aspect souffrant; on dit encore, et très justement, que l'enfant a l'air d'un vieillard.

Chez le petit enfant en bonne santé, « les garde-robes sont d'un beau jaune clair; elles ont la consistance d'une bouillie épaisse; elles sont homogènes et ne présentent aucune odeur; on a comparé avec raison leur aspect à celui d'œufs brouillés ».

Des garde-robes liquides et vertes (*diarrhée verte*) sont l'indice de troubles digestifs graves.

Mais le critérium le plus sûr de la bonne santé, celui qui donne l'évidence la plus parfaite que le nourrisson vient bien et profite, c'est l'augmentation du poids de l'enfant.

« Un enfant doit gagner de 30 à 20 grammes par jour pendant les quatre premiers mois, de 20 à 10 grammes pendant les quatre mois suivants, de 10 à 5 grammes pendant les quatre derniers mois de la première année; les chiffres les plus bas correspondent toujours à l'âge le plus avancé. »

Un enfant à la mamelle doit être pesé toutes les semaines, et pesé toujours avec les mêmes vêtements ou sans vêtements, pour éviter toute erreur dans l'appréciation du poids. Si l'enfant augmente de poids dans les proportions que nous venons de dire, on n'a aucune inquiétude à concevoir sur lui; sinon, il faut le considérer comme venant mal et remédier au plus tôt à son état. Il importe de savoir que dans les deux premiers jours qui suivent la naissance, l'enfant perd environ 100 grammes de son *poids de naissance* (poids qu'on doit toujours connaître), et que, convenablement nourri, il commence à augmenter le troisième jour, pour revenir à son poids de naissance du septième au neuvième jour; à partir de ce moment, il augmente de poids suivant les proportions que nous venons d'indiquer.

Jusqu'à cinq ou six mois, l'enfant *doit être nourri exclusivement au sein*. A partir de cette époque, il est avantageux d'ajouter au lait de la nourrice d'autres aliments : *d'abord du lait de vache* pur ou coupé (suivant des proportions que nous indiquerons tout à l'heure en traitant de l'alimentation artificielle) ; un peu plus tard, quelqu'une des préparations imaginées pour remplacer le lait (telle que la farine lactée) ou de légers potages composés de lait et de tapioca, d'arrow-root, de croûtes de pain passées au tamis, de farine d'orge ou d'avoine, de biscotte, etc.

Entre un an et dix-huit mois, il faut *sevrer* l'enfant, c'est-à-dire le séparer entièrement du sein de sa mère ou de sa nourrice.

Le sevrage doit toujours être précédé pendant plusieurs mois de l'alimentation mixte progressive que nous venons d'indiquer, et qu'on doit mettre en pratique à partir du sixième mois.

L'enfant doit être séparé de sa mère ou de sa nourrice en une fois et sans retour. Toutefois, il est certaines précautions à prendre, et qui sont importantes, afin que le sevrage ne cause aucun dommage à l'enfant.

Il faut éviter de sevrer l'enfant pendant les grandes chaleurs, car c'est le moment où les troubles digestifs et intestinaux de l'enfance sont les plus graves, et parfois mortels.

Il faut aussi faire en sorte que le sevrage ne coïncide pas avec l'éruption d'un groupe de dents. On attend, par exemple, pour priver complètement l'enfant du sein, huit jours après que l'évolution d'un de ces groupes est terminée.

L'enfant sevré est nourri au lait de vache, et reçoit en outre divers aliments (farine lactée, potages dont le lait forme la base).

108. **Allaitement artificiel.** — L'allaitement artificiel, *qu'on ne doit jamais adopter quand l'allaitement naturel est possible,* doit être exclusivement, jusqu'à six mois, composé de lait. Tout aliment artificiel autre que le lait doit être absolument proscrit. Trop souvent les parents ignorants imaginent de nourrir les enfants qui viennent de naître avec de *l'eau panée, des pommes de terre, de la viande, etc.; l'enfant reçoit la nourriture de ses parents!* C'est là un usage déplorable : l'enfant dépérit rapidement et meurt, tué par ce régime, qui équivaut pour lui à l'inanition complète. Les préparations alimentaires même moins dangereuses que celles-ci, telles que farine lactée, potages au lait, préparations qui forment ce qu'on a appelé l'*alimentation au petit pot,* doivent elles-mêmes être absolument proscrites avant cinq ou six mois.

L'enfant alimenté artificiellement ne doit donc recevoir que du lait pendant les premiers temps de la vie. Mais à quel lait faut-il donner la préférence? Incontestablement au lait d'ânesse, qui, par sa composition, se rapproche le plus du lait de la femme et pourrait être donné pur à l'enfant pendant les deux premiers mois.

Mais le lait d'ânesse n'est pas à la portée de tous, et c'est au lait de vache qu'on doit avoir recours dans l'immense majorité des cas. Ce lait de vache, on le donnera à l'enfant en observant *rigoureusement* les précautions suivantes :

Ce lait sera *bouilli,* et cela pour deux raisons. D'abord, dans les grandes villes, le lait est de provenance inconnue; c'est un mélange de laits divers, et souvent il arrive que le lait de vaches *tuberculeuses* est ainsi mélangé au lait de vaches saines. Ce lait provenant de vaches tuberculeuses peut renfermer le germe dangereux de la tuberculose, et le renferme sûrement quand la mamelle de ces vaches est elle-même le siège des lésions tuberculeuses. Du lait provenant de ces vaches rendrait tuberculeux l'enfant qui l'ingérerait. Par l'ébullition on détruit tout danger de ce chef.

Le lait non bouilli, si légèrement qu'il soit mouillé (falsification, nous l'avons dit, si fréquente), s'altère rapidement sous l'influence des organismes inférieurs qu'il contient : il se coagule, il tourne; le lait altéré, même sans être tourné, cause des troubles digestifs aux enfants. L'ébullition, en détruisant les organismes inférieurs que contient le lait, en préviendra l'altération, le conservera, et le mettra hors d'état de troubler la santé de l'enfant.

Il sera bon que le lait *bouilli* soit conservé dans un vase absolument propre, lavé à l'eau bouillante; ce vase sera bouché de façon qu'aucun organisme de l'air ne vienne souiller le lait.

Le lait de vache, qui est loin d'avoir une composition analogue à celle du lait de femme, ne doit pas être donné sans préparation à l'enfant. Ce lait doit être coupé.

« Nous conseillons de mettre une partie de lait pour trois d'eau pendant la première semaine, une de lait pour deux d'eau jusque vers quinze jours; parties égales de lait et d'eau jusque vers deux mois; puis progressivement les deux tiers, les trois quarts de lait, de façon à arriver au lait pur vers six mois. »

L'eau de coupage doit avoir été *bouillie;* elle doit être *sucrée* dans la proportion de 50 grammes pour 1,000. Les repas de l'enfant allaité artificiellement doivent être aussi réguliers et faits dans les mêmes intervalles que ceux de l'enfant allaité par sa mère ou une nourrice.

L'enfant ainsi allaité peut, lui aussi, recevoir des aliments autres que le lait pur à partir de six mois.

Les critériums de la bonne santé sont, ici encore :

1° L'état d'embonpoint de l'enfant;

2° L'état des garde-robes;

3° L'augmentation de poids.

Mais l'enfant allaité artificiellement exige une surveillance toute spéciale, cette alimentation n'étant passable qu'à la condition d'être entourée de soins.

A l'aide de quel instrument faut-il administrer le lait dans l'allaitement artificiel? Un des instruments les plus employés est le biberon, que l'enfant tette comme il fait du sein.

Le biberon peut être extrêmement dangereux, s'il n'est entretenu avec les soins les plus rigoureux. Jamais le lait ne doit y séjourner en dehors des tetées; la tetée finie, le lait restant doit être rejeté, et le biberon doit être nettoyé à l'eau bouillante additionnée de bicarbonate de soude. Il ne faut verser le lait dans le biberon parfaitement propre qu'au moment précis de la tetée. Il faut proscrire les biberons à longs bouts de caoutchouc difficilement nettoyables.

La raison de ces précautions est simple. Si le lait séjourne dans le biberon entre les tetées, il s'altérera; si le biberon incomplètement nettoyé reçoit le lait pour la tetée nouvelle, ce lait se souillera des impuretés du lait qui est resté de la première tetée, s'altérera et causera des troubles digestifs à l'enfant.

Le lait peut être donné à l'enfant soit à la cuiller, soit à la timbale, et peut-être cette pratique simple, où aucune altération du lait n'est à craindre, vaut-elle au moins la pratique du biberon.

CHAPITRE XIX

NOTIONS DE POLICE SANITAIRE DES ANIMAUX

De quelques maladies des animaux transmissibles à l'homme : la rage, la morve, le charbon, la tuberculose, la peste bovine, la péripneumonie. — Abatage. — Enfouissement. — Loi du 21 juillet 1881 sur la police sanitaire des animaux.

109. **De la police sanitaire des animaux.** — Les maladies contagieuses des animaux ont leur place marquée dans ces leçons d'hygiène, et cela pour deux raisons :

1° Certaines d'entre elles peuvent être transmises à l'homme par l'animal malade, telles que la rage, la morve, le charbon, pour ne citer que les principales ;

2° La plupart de ces maladies constituent un dommage pour les propriétaires, agriculteurs ou éleveurs, l'animal, les groupes d'animaux qu'elles atteignent, représentant un capital qui disparaît sans retour par la perte de l'animal ou des animaux malades. Mais ce n'est pas tout encore : au-dessus de cet intérêt particulier, il y a l'intérêt général ; au-dessus de la fortune d'un ou de plusieurs propriétaires, il y a la fortune générale des agriculteurs, des éleveurs français, qui représente une grande partie de la fortune nationale. Or le terme de « maladie contagieuse » indique, nous le savons, la transmissibilité, la possibilité de diffusion de la maladie. Ce n'est pas au domaine d'un seul propriétaire que la maladie contagieuse animale à laquelle on n'oppose aucune défense reste limitée ; elle se diffuse, envahit la commune entière, les communes voisines, une portion plus ou moins grande, souvent fort étendue, du territoire national, parfois le pays entier, causant alors des pertes immenses à l'agriculture, à l'élevage, pertes qui sont autant d'atteintes graves à la richesse nationale. C'est ainsi qu'on a vu des épizooties[1] de peste bovine ravager le territoire français, après avoir ravagé les contrées voisines, et décimer le bétail sur leur passage.

La loi a dû, pour ces deux raisons si graves, se préoccuper des maladies contagieuses des animaux, et intervenir pour les combattre. Des mesures sévères ont été édictées pour prévenir d'une part, et éteindre rapidement d'autre part les diverses affections contagieuses des animaux : l'ensemble de ces mesures constitue la *police sanitaire des animaux*, réglée par la loi du 21 juillet 1881.

Éviter la diffusion des maladies contagieuses humaines est un grave problème, hérissé de difficultés : car les remèdes qu'on entrevoit, qui, théoriquement et logiquement, seraient efficaces, sont, pour une foule de raisons, inapplicables en pratique. Dans la police sanitaire des animaux des considérations de même ordre ne se rencontrent guère; les moyens d'action sont sûrs. On peut dire qu'appliquée avec rigueur et décision, la loi du 21 juillet 1881 entraverait efficacement toutes les maladies qu'elle est destinée à combattre et en aurait à jamais, depuis déjà longtemps, fait disparaître ou à peu près quelques-unes, en tout cas la plus terrible, la plus redoutable de toutes, la *rage*.

Par malheur, cette loi reste trop souvent lettre morte, au grand dommage des intérêts des agriculteurs, et trop souvent aussi au détriment de la race humaine, dans laquelle chaque année les maladies contagieuses des animaux, et la rage au premier rang, font des victimes.

La loi du 21 juillet 1881 déclare passibles de certaines prescriptions sanitaires les maladies suivantes :

1° La *peste bovine* dans toutes les espèces de ruminants;

1. En termes de médecine vétérinaire, le mot *épizootie* équivaut au mot *épidémie* en médecine humaine, et les maladies contagieuses y sont dites aussi *épizooties* ou maladies *épizootiques*.

2° La *péripneumonie contagieuse* dans l'espèce bovine;

3° La *clavelée* et la *gale* dans les espèces ovine et caprine;

4° La *fièvre aphteuse* dans les espèces bovine, ovine, caprine et porcine;

5° La *morve*, le *farcin*, la *dourine*, dans les espèces chevaline et asine;

6° La *rage* et le *charbon* dans toutes les espèces.

Un décret de juillet 1888 a ajouté à la liste de ces maladies, soumises aux règles de police sanitaire, le *rouget* et la *pneumo-entérite infecticuse* dans l'espèce porcine; le *charbon symptomatique* dans l'espèce bovine; la *tuberculose* dans l'espèce bovine.

Notre intention n'est pas de passer en revue les dispositions édictées par la loi pour chacune de ces maladies; nous nous bornerons à faire connaître d'abord d'ensemble les dispositions *générales* et *communes* destinées à entraver le développement de ces maladies contagieuses; puis nous passerons sommairement en revue celles des maladies épizootiques qui, pour une raison ou une autre, nous intéressent particulièrement, et nous indiquerons alors les mesures édictées par la loi à leur égard.

110. **Mesures générales édictées par la loi pour prévenir le développement des maladies contagieuses des animaux**. — D'une façon générale, la police sanitaire des animaux, c'est-à-dire les dispositions propres à arrêter le développement des maladies contagieuses, repose sur les mesures suivantes :

a) *Déclaration* de la maladie contagieuse par tout propriétaire ou toute personne ayant, à quelque titre que ce soit, la charge des soins ou la garde d'un animal atteint ou soupçonné d'être atteint de ladite maladie;

b) *Abatage* immédiat dans certains cas de l'animal malade; séquestration et isolement de ceux qui ont été en contact avec lui jusqu'à ce que leur parfaite indemnité soit reconnue;

c) *Enfouissement*, sans aucune utilisation possible, de

l'animal abattu ou mort spontanément du mal contagieux; par exception, l'utilisation de la viande ou des peaux des cadavres est permise dans certains cas bien déterminés.

Telles sont les dispositions générales sur lesquelles la loi du 21 juillet 1881 a fondé la défense contre les maladies contagieuses.

111. **De quelques maladies contagieuses des animaux en particulier.** — Il faut maintenant entrer dans le détail et considérer quelques-unes de ces maladies, les principales d'entre elles, ou plutôt encore celles qui nous intéressent particulièrement, soit par les ravages qu'elles font dans la population des animaux domestiques, soit par leur transmission possible à l'espèce humaine.

Sont transmissibles à l'homme quatre des maladies animales énumérées dans la loi du 21 juillet 1881, et dans le décret annexe de 1888 :

La rage;

La morve;

Le charbon;

La tuberculose.

Les dispositions édictées contre les animaux atteints de ces maladies nous intéressent au plus haut point. Parmi les maladies épizootiques propres aux animaux, et aux animaux seuls, sont dignes d'une mention spéciale la peste bovine et la péripneumonie.

112. **Rage.** — La rage est une maladie commune à toutes les espèces animales et à l'homme; le chien, le chat, le cheval, le bœuf, le porc, le mouton, le loup, le renard, sont susceptibles de contracter la rage, et l'homme n'échappe pas à cette terrible maladie, qui chez lui, comme d'ailleurs chez tous les êtres atteints par l'affection, se termine toujours par la mort, et la mort après d'horribles souffrances.

C'est du chien ordinairement, plus rarement du chat, et exceptionnellement, au moins dans nos contrées, du loup que la rage vient à l'homme, et c'est presque toujours par la morsure de l'animal enragé que la rage est donnée à l'homme; la bave de l'animal enragé contient la matière virulente et l'inocule à l'homme par la plaie que produit la morsure. Cependant ce n'est pas toujours en mordant que le chien donne la rage à l'homme. On comprend en effet que, puisque le virus de la rage est contenu dans la salive de l'animal, celui-ci puisse, en caressant avec la langue, en *léchant* son maître ou toute autre personne, déposer le virus sur la surface léchée; si celle-ci offre une petite solution de continuité, telle que plaie accidentelle, écorchure, etc., le virus déposé par la langue de l'animal pénétrera dans l'organisme humain à la faveur de cette solution de continuité, et la rage apparaîtra tout comme si l'animal avait fait une morsure.

Toutes les personnes mordues par un animal enragé ne deviennent pas enragées fatalement; mais les chances de rage sont d'autant plus grandes que la morsure a été plus profonde; elles augmentent dans des proportions considérables quand la morsure a porté sur les mains et le visage.

Il est aussi fort intéressant de connaître que l'intervalle, qui sépare le moment où l'homme a subi la morsure dangereuse de celui où éclateront les accidents de la rage, est des plus variables et souvent fort long; il est en moyenne de deux mois.

Dans la pratique, c'est le chien enragé qui est le plus à redouter pour l'homme: car, ainsi que nous l'avons dit, c'est de cet animal que l'homme reçoit presque toujours la rage. Il n'est donc pas inutile, croyons-nous, d'avoir quelques données sérieuses sur les symptômes de la rage du chien; leur connaissance pourra prévenir bien des accidents, en inspirant la défiance contre les animaux dès le début de l'affection, et en faisant prendre immédiatement, à la première suspicion, les mesures nécessaires.

Un illustre savant, mort tout récemment, M. H. Bouley, a tracé de la rage chez le chien un tableau qui, outre sa parfaite exactitude, est d'une intelligence facile. Nous croyons devoir, pour le profit de nos lecteurs, en reproduire les passages essentiels.

« La rage du chien ne se caractérise pas par les accès de fureur dès les premiers jours de sa manifestation.

« Au contraire, c'est une maladie tout d'abord d'apparence bénigne; mais dès les débuts la bave est virulente, c'est-à-dire qu'elle renferme le germe inoculable, et le chien est alors bien plus dangereux par les caresses de sa langue qu'il ne peut l'être par ses morsures, car il n'a encore aucune tendance à mordre.

« Au début de la rage, le chien change d'humeur; il devient triste, sombre et taciturne, recherche la solitude et se retire dans les coins les plus obscurs. Mais il ne peut rester longtemps en place; il est inquiet, agité, va et vient, se couche et se relève, rôde, flaire, gratte avec ses pattes de devant. Ses mouvements, ses attitudes et ses gestes semblent indiquer que par moments il voit des fantômes, car il mord dans l'air, s'élance, et hurle comme s'il s'attaquait à des ennemis réels.

« Son regard est changé; il exprime une tristesse sombre et quelque chose de farouche.

« Mais, dans cet état, le chien n'est nullement agressif pour l'homme. Son caractère est ce qu'il était avant. Il se montre docile et soumis pour son maître, à la voix duquel il obéit en donnant quelques signes de gaieté qui ramènent un instant sa physionomie à son expression habituelle.

« Au lieu de tendances agressives, ce sont des tendances contraires qui se manifestent dans la première période de la rage. Le sentiment affectueux envers ses maîtres et les familiers de la maison s'exagère chez le chien enragé, et il l'exprime par les mouvements répétés de la langue, avec laquelle il est avide de caresser les mains ou le visage qu'il peut atteindre.

« Le chien enragé n'a pas horreur de l'eau; *au contraire, il en est avide.* Tant qu'il peut boire, il satisfait sa soif toujours ardente, et, quand le spasme de son gosier l'empêche d'avaler, il plonge le museau tout entier dans le vase, et il mord pour ainsi dire le liquide qu'il ne peut plus avaler.

« Le chien enragé n'est donc pas *hydrophobe*. L'*hydrophobie* n'est donc pas un signe certain de la rage du chien.

« Le chien enragé ne refuse pas sa nourriture dans la première période de sa maladie; souvent même il la mange avec plus de voracité que d'habitude.

« Lorsque le besoin de mordre, *qui est un des caractères essentiels de la rage à une période de son développement*, commence à se manifester, l'animal le satisfait d'abord sur les corps inertes; il ronge le bois, les portes et les meubles, déchire les étoffes, les tapis, les chaussures, broie sous ses dents la paille, le foin, les crins, la laine, mange la terre, la fiente des animaux, la sienne même, lape sa propre urine, et accumule dans son estomac les débris de tous les corps sur lesquels ses dents ont porté.

« Dans une variété particulière de la rage, que l'on appelle la rage *mue* (ou *muette*), la mâchoire inférieure, paralysée, reste écartée de la supérieure, et la gueule demeure béante et sèche, avec une teinte brunâtre à l'intérieur.

« Le chien affecté de rage mue n'a pas de tendance à mordre; au lieu d'être agité, il conserve le plus souvent l'immobilité d'un sphynx; mais, sa bave étant virulente, on peut s'inoculer la rage par des blessures ou des écorchures, lorsqu'on introduit imprudemment ses doigts dans la gueule d'un chien affecté de rage mue pour en explorer la profondeur.

« La voix du chien enragé change toujours de timbre, et toujours son aboiement s'exécute suivant un mode complètement différent de son mode habituel; il est rauque, voilé, et se transforme en un hurlement saccadé.

« Dans la variété de rage appelée rage mue, ce symptôme important fait défaut; la maladie reçoit son nom du mutisme absolu des malades.

« La sensibilité est très émoussée chez le chien enragé. Quand on le frappe, qu'on le brûle ou qu'on le blesse, il ne fait entendre ni les plaintes ni les cris par lesquels les animaux de son espèce expriment leurs souffrances, ou même simplement leurs craintes.

« Il y a des cas où le chien enragé se fait à lui-même des blessures profondes avec ses dents, et assouvit sa rage sur son propre corps sans chercher encore à nuire aux personnes qui lui sont familières.

« Le chien enragé fuit souvent le toit domestique au moment où, par les progrès de sa maladie, les instincts féroces se développent en lui et commencent à le dominer ; et, après un ou deux jours de pérégrination pendant lesquels il a cherché à satisfaire sa rage sur *tous les êtres vivants* qu'il a pu rencontrer, il revient souvent mourir chez ses maîtres.

« Lorsque la rage est arrivée à sa période furieuse, elle se caractérise par l'expression de férocité qu'elle donne à la physionomie de l'animal qui en est atteint, et par les envies de mordre, qu'il assouvit chaque fois que l'occasion s'en présente ; mais c'est toujours contre son semblable qu'il dirige ses attaques de préférence à tout autre animal.

« Les fureurs rabiques se manifestent par des accès, dans les intervalles desquels l'animal tombe dans un état relatif de calme qui peut faire illusion sur la nature de sa maladie.

« Le chien enragé, libre, s'attaque d'abord, avec une très grande énergie, à tous les êtres vivants qu'il rencontre, mais de préférence au chien plutôt qu'aux autres animaux, et de préférence à ceux-ci plutôt qu'à l'homme. Puis, lorsqu'il est épuisé par ses fureurs et par ses luttes, il marche d'une allure vacillante, très reconnaissable à sa queue pendante, à sa tête inclinée vers le sol, à ses yeux égarés et à sa gueule béante, d'où s'échappe une langue bleuâtre et souillée de poussière. Dans cet état, il n'a plus grandes tendances agressives, mais il mord tous ceux, hommes ou bêtes, qui se trouvent ou qui vont se mettre à la portée de ses dents.

« Le chien enragé, qui meurt de sa mort naturelle, succombe à la paralysie et à l'asphyxie. Jusqu'au dernier moment, l'instinct de mordre le domine, et il faut le redouter même lorsque l'épuisement semble l'avoir transformé en un corps inerte. »

La loi du 21 juillet 1881 édicte les prescriptions les plus rigoureuses et les plus précises à l'égard de la rage (article 10) :

« La rage, est-il dit dans cette loi, *lorsqu'elle est constatée* chez les animaux, de quelque espèce qu'ils soient, entraîne l'abatage, qui ne peut être différé sous aucun prétexte.

« Les chiens et les chats *suspects de rage* doivent être immédiatement abattus.

« Le propriétaire de l'animal suspect est tenu, même en l'absence de l'ordre des agents de l'administration, de pourvoir à l'accomplissement de cette prescription. »

Est *suspect de rage* tout chien ou tout chat mordu ou seulement roulé par un chien enragé.

Le règlement d'administration publique de 1882 pour l'exécution de la loi sur la police sanitaire des animaux complète et développe les mesures de protection contre la rage.

Le véritable colporteur de la rage, le plus dangereux entre tous, c'est le chien errant, sans maître, dont la provenance est inconnue, qui a été mordu peut-être par un chien enragé, mais qui l'a été à l'insu de tous.

Le règlement d'administration publique de 1882 édicte les mesures suivantes :

« Tout chien circulant sur la voie publique en liberté, ou même tenu en laisse, doit être muni d'un collier portant gravés sur une plaque de métal les nom et demeure de son propriétaire.

« Les chiens trouvés sur la voie publique sans collier et les chiens errants, même munis de collier, sont saisis et mis en fourrière. Ceux qui n'ont pas de collier et dont le propriétaire est inconnu dans la localité sont abattus sans délai. »

Le règlement édicte encore les sages mesures suivantes :

« L'autorité administrative pourra, lorsqu'elle croira cette mesure utile, particulièrement dans les villes, ordonner par arrêté que tous les chiens circulant sur la voie publique soient muselés ou tenus en laisse.

« Lorsqu'un cas de rage a été constaté dans une commune, le maire prend un arrêté pour interdire, pendant six semaines au moins, la circulation des chiens, à moins qu'ils ne soient tenus en laisse.

« La même mesure est prise pour les communes qui ont été parcourues par un chien enragé. »

Il est absolument regrettable que toutes ces prescriptions légales restent constamment et presque partout en France à l'état de lettre morte.

Alors qu'une police sanitaire bien faite et bien exécutée a, pour ainsi dire, fait disparaître la rage de la ville de Berlin, les cas de rage canine augmentent dans des proportions vraiment terrifiantes à Paris et en France, et les dangers de rage humaine croissent d'autant.

De temps à autre, lorsqu'un malheur retentissant, un cas de rage déclaré chez un homme de notoriété, a rappelé l'attention sur la loi, on en exécute pendant quelques semaines les prescriptions si sages, on saisit et on abat les chiens errants; les cas de rage diminuent immédiatement d'une façon très remarquable; puis on cesse d'appliquer la loi, et le taux de la rage canine remonte tout aussitôt.

Par bonheur, les merveilleuses découvertes de M. Pasteur nous permettent de concevoir une espérance là où autrefois il n'y avait qu'à désespérer.

Sur 100 individus mordus par des animaux enragés, en moyenne 16 devenaient enragés et étaient par conséquent voués à une mort fatale; aujourd'hui, sur 100 personnes mordues et traitées aussitôt que possible après la morsure suivant l'admirable méthode de M. Pasteur, soit à l'institut vaccinal antirabique de Paris, soit à l'un des instituts qui se sont fondés en grand nombre à son modèle dans les pays étrangers, c'est à peine si *une seule* est dans la suite prise de rage. On voit donc combien le *traitement préventif* de la rage *après morsure,* dû à cet illustre savant, est venu modifier la situation des personnes mordues par des animaux enragés. Il est du devoir des gens éclairés d'engager avec insistance toute personne mordue par un animal enragé à recourir dans le plus bref délai aux soins d'un institut vaccinal antirabique.

113. **Morve.** — La *morve* et le *farcin,* qui ne sont en somme qu'une seule et même affection sous deux aspects différents, attaquent les espèces chevaline et asine, la première surtout.

La morve est une affection très contagieuse de cheval à cheval. Elle est, de plus, incurable. Mais — et c'est là un point capital — la morve peut se transmettre à l'homme qui approche le cheval morveux.

La morve est pour l'homme une affection absolument et toujours mortelle.

La loi du 21 juillet 1881 prescrit l'abatage immédiat des animaux reconnus morveux. Tout animal des espèces chevaline et asine qui a été en contact avec un animal morveux et est par cela même suspect de morve, est placé sous la surveillance d'un vétérinaire délégué, et abattu dans la suite, le cas échéant.

La chair des animaux abattus pour morve reconnue ne peut, sous aucun prétexte, être livrée au commerce.

114. **Charbon.** — Le *charbon* ou *sang de rate* est une maladie qu'on observe surtout dans les espèces chevaline, bovine et ovine, et cette dernière est la plus frappée. L'homme aussi peut être victime du charbon, et c'est surtout dans la catégorie des ouvriers qui manient les peaux d'animaux morts du charbon qu'on observe cette affection.

La loi du 21 juillet 1881 ordonne l'abatage des animaux charbonneux aussitôt que l'affection est reconnue.

Leur chair ne peut être livrée à la consommation, et les cadavres doivent être enfouis avec la *peau tailladée,* à moins qu'ils ne soient envoyés à un atelier d'équarrissage régulièrement autorisé.

Les cadavres d'animaux charbonneux non livrés à l'équarrisseur doivent être enfouis dans un enclos spécial, dans lequel on ne doit, sous aucun prétexte, faire paître les troupeaux; l'herbe ou la paille provenant d'endroits où ont été enfouis les animaux charbonneux ne doivent pas être utilisées pour la nourriture des animaux. Nous avons vu dans un autre chapitre (chap. XII) la raison des dangers de l'herbe poussant sur la terre qui recouvre les cadavres d'animaux charbonneux.

Les peaux provenant des animaux charbonneux morts ou abattus ne peuvent être livrées au commerce qu'après désinfection dûment constatée.

115. **Tuberculose**. — Nous nous sommes étendu longuement, dans un précédent chapitre (chap. XIV) sur la tuberculose chez l'homme; nous en avons dit les modes de contagion principaux.

Parmi les animaux, c'est surtout l'espèce bovine qui est frappée par cette maladie, et voici les mesures principales que prescrit contre les bovidés tuberculeux un arrêté ministériel récent :

Isolement et séquestration de l'animal tuberculeux, qui ne peut être déplacé que pour être livré à l'abatage;

Les viandes provenant d'animaux tuberculeux sont exclues de la consommation, dans certains cas bien déterminés (cas de tuberculose générale);

Ces viandes, exclues de la consommation, ainsi que les organes internes (viscères) de l'animal, ne peuvent servir à l'alimentation des autres animaux et doivent être détruites;

L'utilisation des peaux n'est permise qu'après désinfection.

Nous avons dit ailleurs que la vente et l'usage du lait provenant de vaches tuberculeuses étaient interdits.

116. **Peste bovine**. — La peste bovine est une maladie qui vient dans nos pays occidentaux sous forme de terribles épizooties, et qui semble avoir son origine dans les steppes de la Russie et de l'Asie (comme le choléra, originaire de

l'Orient, sévit épidémiquement sur les contrées d'Europe). Cette maladie frappe non seulement l'espèce bovine, mais toutes les espèces de ruminants.

En raison des terribles désastres, des pertes immenses que l'agriculture éprouve lorsque sévit une épizootie de peste bovine, la loi du 21 juillet 1881 a édicté les mesures de défense les plus sévères contre cette maladie.

Lorsqu'elle est constatée, les animaux qui en sont atteints, et ceux de l'espèce bovine qui ont subi le contact d'animaux malades, alors qu'ils ne présenteraient aucun signe apparent de maladie, sont abattus.

Les animaux des espèces ovine et caprine qui ont été exposés à la contagion, sont isolés et soumis à des mesures sanitaires particulières.

La chair des animaux abattus ne peut être livrée à la consommation; les cadavres seront enfouis avec la *peau tailladée,* à moins qu'ils ne soient envoyés à un atelier d'équarrissage autorisé.

117. **Péripneumonie contagieuse.** — La péripneumonie est une maladie de l'espèce bovine, maladie fixée dans nos contrées, où elle occasionne chaque année de nombreuses pertes.

La loi du 21 juillet 1881 édicte que les animaux atteints de cette maladie doivent être abattus, et qu'il faut procéder à l'*inoculation* des animaux d'espece bovine dans les localités reconnues infectées de cette maladie.

La chair des animaux abattus pour cause de péripneumonie ne peut être livrée à la consommation publique qu'en vertu d'une autorisation du maire, sur l'avis conforme du vétérinaire délégué.

Les poumons, siège principal du mal, sont détruits ou enfouis; l'utilisation des peaux demeure permise après désinfection.

118. — **Les inoculations péripneumoniques. — La vaccination charbonneuse de M. Pasteur.** — Après ce rapide exposé de quelques notions sommaires de police sanitaire, nous devons signaler quelques pratiques desti-

nées à mettre les animaux domestiques à l'abri de certaines maladies contagieuses.

Il est essentiel de connaître ces pratiques et d'en savoir la valeur, car l'agriculture y trouve une défense sérieuse contre certaines épizooties.

Nous avons dit dans un autre chapitre (chap. XVII) qu'au XVIIIe siècle, pour préserver de la variole, on variolisait, c'est-à-dire que l'on conférait volontairement aux individus une variole bénigne, une varioloïde, qui les mettait à l'abri de toute atteinte variolique pour la vie.

Il existe en médecine vétérinaire une pratique analogue, qui consiste à donner, par un procédé spécial, l'*inoculation à la queue*, la péripneumonie aux animaux de l'espèce bovine, mais une péripneumonie atténuée; cette atteinte bénigne, qui ne tue pas, les préserve pour l'avenir de toute manifestation de péripneumonie, maladie qui, dans les conditions naturelles, c'est-à-dire prise auprès d'un animal malade, est mortelle, et en tout cas entraîne l'abatage d'après la loi; c'est là ce qu'on appelle l'inoculation de la péripneumonie, pratique prévue par la loi du 21 juillet 1881.

M. Pasteur a découvert le moyen de préserver les animaux du charbon. Cette préservation s'appelle la *vaccination charbonneuse*. Il importe que personne n'ignore les bienfaits de cette admirable découverte. Le charbon causait autrefois aux agriculteurs de certaines contrées de la France, parmi lesquelles la Beauce venait au premier rang, des pertes énormes; ceux d'entre les agriculteurs qui ont, depuis quelques années, fait pratiquer la vaccination charbonneuse sur leurs troupeaux de moutons (c'est à cet animal, plus spécialement frappé par le charbon, que s'applique surtout la vaccination), ont vu leurs pertes réduites à une proportion insignifiante.

APPENDICE

Nous traitons dans cet appendice un certain nombre de questions que ne comprennent point les programmes des écoles primaires supérieures, mais sur lesquelles les élèves des écoles pratiques d'industrie doivent posséder quelques notions.

Plusieurs des sujets auxquels sont consacrées les pages qui vont suivre sont des sujets non seulement d'hygiène proprement dite, mais aussi de législation ou de réglementation industrielle.

Nous adressons à M. Périssé, inspecteur régional de l'enseignement technique, tous nos remerciements pour un certain nombre d'indications précieuses qu'il a bien voulu nous donner sur certaines questions, à propos desquelles la compétence spéciale de l'ingénieur doit se joindre à celle de l'hygiéniste.

§ I

TRAVAIL DES MINES

Les ouvriers des mines sont placés dans des conditions toutes spéciales, d'où résultent pour eux des accidents nombreux que nous devons étudier sommairement.

Nous aurons presque exclusivement en vue les ouvriers travaillant dans les *mines de houille,* les plus nombreuses et les plus importantes de toutes les mines dans notre pays.

Les ouvriers des mines de houille sont exposés d'abord à une série d'accidents de travail qu'on peut qualifier de généraux, en ce qu'ils leur sont communs avec les ouvriers de toute autre mine, de toute exploitation souterraine.

Nous citerons notamment les éboulements des parois ou du toit de la mine, les chutes dans les puits, le mauvais fonctionnement des câbles ou autres engins mécaniques employés pour la descente ou la montée, les irruptions d'eau, etc. Nous ne nous arrêterons pas à cette catégorie d'accidents, qui sont d'ailleurs du domaine, de la compétence de l'ingénieur bien plus que de l'hygiéniste.

En outre de ces accidents généraux, les ouvriers occupés dans les mines de houille ont à redouter des accidents spéciaux qui résultent des conditions hygiéniques mêmes du milieu où ils travaillent. Nous croyons nécessaire de donner quelques indications sur ces accidents spéciaux, qui sont au nombre de trois.

1° Les poussières de charbon qui se mêlent à l'air des mines en grande abondance lèsent les poumons et déterminent une affection connue sous le nom d'*anthracosis,* ou plus simplement de *phtisie des mineurs.*

2° L'air des galeries des mines est vicié par divers gaz plus ou moins nuisibles, et la respiration de cet air détermine une *anémie* spéciale chez les mineurs : à la production de cette anémie contribuent encore diverses conditions secondaires.

3° Dans les galeries enfin se dégage un gaz explosible bien connu, le *grisou,* qui détermine, quand il vient à s'enflammer, de terribles explosions auxquelles chaque année les mineurs payent un tribut de morts élevé.

Phtisie. — Tous les ouvriers des mines de houille sont exposés à la phtisie des mineurs, mais parmi eux ce sont surtout les *piqueurs* et les *remblayeurs* qui sont le plus dangereusement exposés.

Les particules fines de charbon mêlées à l'air pénètrent le poumon et l'incrustent. A la longue il se fait dans l'organe des dépôts multiples, de plus ou moins grand volume, et le poumon attaqué de toutes parts devient impropre à sa fonction : la respiration.

L'évolution de cette affection est longue, et voici en général comment les choses se passent.

Tout d'abord l'ouvrier se sent plus facilement fatigué, et respire avec plus de peine à mesure que la journée de travail s'avance. Bientôt la respiration est gênée d'une façon permanente, et la toux apparaît. Quand l'ouvrier en est arrivé à cet état de respiration gênée en tout temps et de toux habituelle, on dit dans le monde des mineurs que le *poussier s'est attaché à l'homme,* expression vulgaire qui peint pittoresquement les choses.

Bientôt l'état de l'ouvrier s'aggrave : ses traits s'altèrent, son teint devient pâle et plombé; la respiration s'embarrasse de plus en plus et le malade se *voûte;* il tousse sans cesse, crache le sang de temps à autre, et crache surtout des masses d'une *matière noire,* pulvérulente, qui n'est autre que le *charbon* chassé du poumon par la toux.

Plus tard le malade accablé par son affection doit cesser tout travail; il se consume de plus en plus et meurt avec toute l'apparence du phtisique.

Telle est dans ses grands traits la phtisie des mineurs, dont il ne faut pas d'ailleurs exagérer *la fréquence* : ce serait une erreur de penser que tous les mineurs sont voués à cette redoutable affection. (Voir ci-après, § IV.)

Viciation de l'air. — L'air des galeries de mines est vicié, avons-nous dit, et de cette viciation résulte une anémie spéciale du mineur. Il est d'abord certain et facile à comprendre que l'oxygène se trouve rapidement en quantité moins considérable dans l'air des galeries que dans l'air libre, l'air de l'atmosphère ordinaire.

Outre les ouvriers qui consomment par leur respiration l'oxygène de l'air de la galerie, il faut compter avec les lampes qui consomment chacune autant d'oxygène qu'un homme, et les chevaux qui chacun consomment trois fois autant qu'un homme. L'air se renouvelant toujours difficilement dans la galerie, il en résulte que bientôt l'oxygène se fait rare, et que le gaz carbonique rendu par les hommes et les chevaux en échange de l'oxygène absorbé augmente de quantité. Mais ce n'est pas tout: d'autres gaz se mêlent à l'air des galeries pour contribuer encore à le vicier.

Le gaz carbonique a d'autres sources dans l'air des galeries que la respiration des êtres qui y vivent : il peut se dégager parfois soudainement et en quantité considérable de la profondeur de la terre par des fissures naturelles ou accidentelles qui le conduisent vers la galerie.

L'oxygène sulfuré se rencontre dans presque toutes les mines; il provient des pépites que la houille renferme presque toujours. Ce gaz est très nuisible, mais il est heureusement rare qu'il se mêle à forte dose à l'air des galeries.

Ce n'est pas impunément qu'on respire un air où l'oxygène est diminué, et où des gaz nuisibles existent, en proportion assez faible ordinairement, mais dont il faut bien tenir compte.

Un médecin, qui s'est beaucoup occupé des maladies des mineurs, le docteur Fabre (de Commentry), assure qu'à la longue cette respiration d'un air impropre à renouveler le sang aussi parfaitement que le fait l'air normal amène une *anémie* caractérisée par la pâleur, l'essoufflement, les palpitations, la fatigue facile, etc.

A l'action d'un air vicié dans la production de l'anémie s'ajoutent diverses causes qui contribuent à affaiblir le mineur : telles sont la privation de lumière, l'humidité du sol, la chaleur de l'atmosphère et la pression barométrique plus élevée.

Cet état n'est pas d'ailleurs d'une grande gravité; la cessation du travail, la respiration à l'air libre amènent vite la réparation.

Le véritable et terrible ennemi du mineur, c'est le *grisou*.

Grisou. — C'est un corps gazeux où l'hydrogène protocarboné domine.

La commission autrichienne de 1885 lui attribue la composition suivante :

Protocarbone d'hydrogène	89.54
Gaz carbonique	0.73
Azote	8.87
Oxygène	0.64

Le chiffre des victimes du grisou est considérable. En France, de 1860 à 1876 inclusivement, le chiffre annuel des mineurs tués par le grisou a été de 1.47 pour 1.000 ouvriers, et le chiffre annuel des blessés de 1.23 pour 1.000.

En 1887 la statistique donne 11.5 tués par le grisou pour 1.000 ouvriers.

Dans la même année en Allemagne 8.46 mineurs sur 1.000 étaient tués par le grisou, et en Angleterre le nombre des victimes du grisou était de 149.

Le grisou se trouve tout constitué dans la houille; il y reste enfermé jusqu'au moment où celle-ci est mise en exploitation.

A ce moment le grisou se dégage soit lentement, comme par un suintement à la surface du massif taillé, et c'est là le mode ordinaire, celui qui offre le moins de danger; soit brusquement, à la façon d'un jet de gaz, quand on vient à ouvrir une poche, une cavité qui le contenait : le jet brusque de grisou a reçu le nom de *soufflard*.

Il a été admis, encore que cette opinion n'ait pas reçu la sanction générale, que le dégagement de grisou était influencé par la pression barométrique et la température.

C'est un dicton parmi les ouvriers mineurs que, si le *baromètre baisse, le mauvais air sort des vieux travaux; il y rentre, si le baromètre monte*.

L'élévation de la température extérieure a aussi une action marquée, en s'opposant au jeu utile de la ventilation des galeries qui, ainsi que nous le dirons, est le meilleur moyen d'entraîner le grisou dégagé et d'empêcher les explosions.

Un ingénieur écrivait en 1856 ces mots qui confirment la notion que nous rapportons ici :

« Le passage sur l'Angleterre de la grande onde baro-
« métrique de novembre 1854, qui s'est terminée par la
« tempête de la mer Noire, a été signalé par cinq explosions
« arrivées coup sur coup dans cinq mines différentes et
« en quatre jours, c'est-à-dire pendant la durée de la
« grande dépression barométrique causée par l'ouragan.

« Les ouvriers mineurs de France et d'Angleterre ont
« remarqué depuis bien longtemps que les gaz inflammables
« sortaient en plus grande abondance des fissures des
« couches et tendaient davantage à envahir les galeries
« lorsque le *baromètre était bas*, ou que le vent soufflait plus
« chaud du sud ou du sud-ouest. »

Au contraire du gaz carbonique qui, lorsqu'il se mêle à l'air des galeries, tend à en gagner la partie inférieure, le grisou tend à gagner le toit de la galerie, de telle sorte qu'on peut avoir de l'air presque pur à la base, et du grisou pur près du toit, et, dans la partie intermédiaire, tous les mélanges en proportions variées.

On a remarqué que les galeries des vieux travaux de certaines mines étaient particulièrement riches en grisou.

L'air mélangé de grisou commence à devenir inflammable, c'est-à-dire que le *danger d'explosion commence* lorsqu'il y a 7 à 8 0/0 de grisou dans le mélange ; à 12 ou à 14 0/0, l'explosion, lorsqu'on la provoque, atteint son maximum d'énergie.

L'inflammation du grisou est due à des causes très diverses : l'explosion d'une chaudière intérieure, un coup de mine, le maniement imprudent d'une lampe, une allumette enflammée au mépris des règlements : telles sont les principales causes des explosions. On a vu encore, comme à Frameries, le feu allumé à l'extérieur d'un puits d'où se dégageait abondamment le grisou, se propager jusqu'au fond et déterminer une formidable explosion.

Qu'arrive-t-il dans les coups de grisou ?

Les ouvriers sont ou *brûlés*, ou *brisés* contre les parois de la galerie, ou *écrasés* par les éboulements, ou *asphyxiés*. « Les ouvriers qui peuvent se jeter, au moment de l'accident, la face contre terre, dans l'eau ou dans la boue, « échappent souvent à la mort. Les autres ont souvent la « gorge brûlée par les poussières enflammées ; les poumons « sont désorganisés : ils ont, comme disent les mineurs, « *avalé le feu*. » (Dr H. NAPIAS.)

Bien des moyens ont été préconisés pour parer à ce terrible danger. Nous ne pouvons que les énumérer rapidement.

On a imaginé des *appareils avertisseurs* du *grisou*, dont un des plus ingénieux est celui de M. Ansell.

On a surtout cherché à prévenir les explosions, et pour cela on a donné aux mineurs des lampes dont la flamme est protégée par une toile métallique : la lampe de Davy a été le premier type de ces lampes. Le gaz pénètre bien dans la lampe, et peut même s'enflammer au contact de la flamme de celle-ci ; mais le refroidissement déterminé par le passage du dedans en dehors à travers la toile métallique empêche toute propagation au milieu extérieur[1].

La lampe de Davy a été *perfectionnée* par divers inventeurs : Roberts, le baron Dumesnil, Mueseler dont le modèle a été adopté en Belgique, Combes, Marsaut, Fumat, etc.

En Pensylvanie on a proposé et mis en usage l'éclairage électrique pour les galeries, et cet usage commence à se répandre avec grand avantage en Angleterre, en France, etc.

« Les appareils avertisseurs ne sont pas très fidèles ; « les appareils d'éclairage sont encore fort imparfaits ; de « là résulte la nécessité de chercher ailleurs les conditions « de sécurité nécessaires dans les mines.

« Or il est un moyen qui, en même temps qu'il favorise « l'écoulement au dehors des gaz explosifs, emporte avec « eux les gaz impropres à la respiration : nous voulons « parler de la *ventilation*. » (Dr H. Napias.)

La ventilation peut être *naturelle* ou *artificielle*. La ventilation naturelle est la meilleure : elle se fait par *deux orifices* situés *à des niveaux différents*. Dans ces conditions la mine est ventilée naturellement par un courant d'air qui en hiver va de l'orifice le plus bas à l'orifice le plus élevé ; en été, le courant est inverse.

La ventilation *artificielle* se fait par divers moyens : ventilateurs aspirants, ventilateurs à hélices, etc.

1. Voir, dans la *Bibliothèque des Écoles primaires supérieures et professionnelles*, le Cours de chimie de M. Poiré, tome II, nos 335 et suivants.

§ II

TRAVAIL DANS L'EAU
TRAVAIL DANS L'AIR COMPRIMÉ

L'homme ne peut travailler dans l'eau qu'à une double condition : il doit continuer à respirer l'air qui est nécessaire à l'entretien de sa vie, et cet air doit être à une pression qui équilibre celle de l'eau ambiante : il est en effet bien simple de comprendre que, si les parois de la poitrine d'un ouvrier plongé dans l'eau ont à supporter la poussée de cette eau, l'air de respiration ne pourra s'introduire dans le poumon que si sa tension fait équilibre à la poussée de l'eau. Dans les conditions ordinaires de la vie les parois de la poitrine humaine supportent la pression de l'air extérieur qui pendant ce temps s'introduit à la même pression dans nos voies respiratoires : les deux pressions se font équilibre. Dans l'eau au contraire, si la pression atteint 2, 3, 4, 5 atmosphères, l'air inspiré, pour faire équilibre à cette pression extérieure, devra avoir une tension égale à 2 ,3, 4, 5 atmosphères.

Il faut savoir cependant que l'air à une pression supérieure à 5 atmosphères n'est plus respirable; or 5 atmosphères, c'est la pression qu'on trouve à une profondeur de 40 mètres dans l'eau: le travail dans l'eau ne peut donc être effectué à une profondeur de plus de 40 mètres.

Travailler dans l'eau revient donc en somme à travailler en vivant, en respirant dans une atmosphère d'air comprimé, ou, pour abréger, travailler dans l'eau, c'est travailler dans l'air comprimé à un degré variant avec la profondeur où s'effectue le travail.

Le travail dans l'air comprimé offre des dangers connus depuis longtemps, mais dont l'explication ne nous a été donnée physiologiquement que depuis peu par les admirables travaux de Paul Bert.

Ce qu'il faut retenir d'abord, ce qu'il faut bien savoir, c'est que le danger n'existe pas — quelques légers inconvénients mis à part — tant que l'homme séjourne dans l'air comprimé : les accidents ne naissent que quand l'homme passe de l'air comprimé à l'air atmosphérique ordinaire, et cela seulement quand la transition d'une atmosphère à l'autre se fait sans être graduée, et trop brusquement.

Ces accidents peuvent être ou légers ou graves, parfois même mortels.

Ils consistent en des vertiges, des bourdonnements d'oreilles plus ou moins intenses et durables, des pertes de connaissance ou *syncopes* quelquefois fort longues, des paralysies, enfin la mort quelquefois brusque, presque subite.

Il y a lieu aussi de rappeler quelques troubles moins graves, assez ordinaires, tels que de petites tumeurs formées par du gaz, que les ouvriers désignent sous le nom de *bosses, bouffioles* ou *puces*.

Quelle est la cause de ces accidents?

On s'est longtemps ingénié à la chercher, mais en s'égarant sur des pistes fausses jusqu'aux recherches de Paul Bert. Cet illustre physiologiste, qui a étudié avec tant de sagacité tous les effets des variations de la pression barométrique sur l'organisme humain, a montré que les accidents de la *décompression brusque* sont dus au dégagement trop prompt des gaz accumulés, pendant la période de vie à l'air comprimé, dans le sang et les tissus. Il n'est pas utile d'aller ici au delà de cette formule générale, et facile à comprendre.

Les appareils, à l'aide desquels les ouvriers peuvent respirer et travailler dans l'air comprimé, sont dits *appareils plongeurs*, et doivent être divisés en deux catégories bien distinctes au point de vue de leur construction et de leur fonctionnement.

« La première catégorie comprend les systèmes de « chambres à air, plus ou moins vastes, dans l'intérieur « desquelles peuvent travailler et se mouvoir un ou plu- « sieurs plongeurs ensemble : telle est la cloche à plon- « geur. Au contraire, les appareils de la seconde catégorie « sont *essentiellement individuels* : portés par les plon- « geurs eux-mêmes, ils participent à leurs déplacements « et laissent à ceux qui en sont munis une faculté de « locomotion suffisamment étendue et très favorable au « travail. » (Dr H. NAPIAS.)

Étudions d'abord les appareils de la première catégorie, destinés au travail en commun, et montrons comment les principes relatifs à la nécessité du passage progressif de l'air comprimé à l'air normal lors de la cessation du travail dans l'air comprimé, ont été appliqués dans ces appareils. L'antique cloche à plongeur a été remplacée par d'ingénieux appareils servant à établir les piliers de ponts, à construire les quais de rivière, etc. Ces appareils, de quelque modèle qu'ils soient, se composent toujours des mêmes pièces principales et ont un mode de fonctionnement identique dans les grandes lignes. Les parties principales sont : la chambre de travail située à la partie inférieure, — une cheminée de descente qui relie la partie inférieure à la partie supérieure, — la partie supérieure enfin qui renferme la chambre d'*éclusage* ou *sas*.

La chambre d'éclusage peut se mettre en communication tour à tour avec l'extérieur ou avec la cheminée de descente et la chambre de travail qui fait suite sans aucune interruption à la cheminée.

Le fonctionnement sommaire de ces appareils est le suivant. Une équipe de plongeurs, venant de l'extérieur, s'introduit dans la chambre d'éclusage dont la communication avec les autres parties de l'appareil est à ce moment absolument interrompue. Quand l'équipe est réunie dans la chambre, on intercepte la communication avec l'extérieur et on ouvre un robinet qui fait communiquer l'air de la chambre avec l'air des parties inférieures.

Or cet air est un air *comprimé* qui est sans cesse refoulé dans la cheminée de descente et de là dans la chambre de travail par un tuyau communiquant avec une pompe de compression. Bientôt l'équilibre s'établit entre les parties inférieures et la chambre d'éclusage : à ce moment l'équipe peut ouvrir la porte de communication entre la cheminée et le sas et descendre dans la chambre de travail.

Lorque l'équipe remonte, elle pénètre dans le sas où l'air a été maintenu au même degré de compression que dans la chambre de travail et la cheminée ; elle ferme toute communication entre le sas et la partie inférieure et ouvre un robinet qui communique avec l'air extérieur et amènera par conséquent graduellement l'équilibre entre l'air du sas et l'air extérieur, c'est-à-dire la *décompression* de l'air du sas. Quand l'air du sas sera à la pression extérieure, les ouvriers pourront ouvrir la porte du sas donnant sur l'extérieur, et effectuer leur sortie de l'appareil.

Nous avons dit que la décompression devait être lente si l'on voulait éviter les accidents que provoque le passage trop brusque de l'air comprimé à l'air atmosphérique. On a cherché à fixer le temps du *déséclusement,* c'est-à-dire de la durée nécessaire pour équilibrer l'air du sas avec l'air extérieur lors de la sortie des ouvriers. Il est bien évident que ce temps de déséclusement doit être d'autant plus long que la pression de l'air dans la chambre de travail était plus grande, ou en d'autres termes — nous avons montré plus haut l'équivalence de ces expressions — que la profondeur à laquelle on travaillait sous l'eau est plus grande. M. Layet donne les chiffres fixés par l'administration lors de la construction du pont de Cubzac (Dordogne) : 6 minutes pour les profondeurs de 15 à 20 mètres ; 12 minutes pour celles de 20 à 25 mètres ; 18 minutes pour celles de 25 à 30 mètres.

Les appareils de la seconde catégorie ou appareils individuels sont les *scaphandres*.

Le premier appareil de cette espèce fut imaginé en 1829 par l'anglais Siebe.

En 1857, M. Cabirol inventa le sien, qui est aujourd'hui encore généralement employé.

Un scaphandre, quel qu'en soit le système, est composé de trois parties :

1° Un habillement spécial composé d'un casque formant chambre à air et muni de lunettes en verre épais qui permettent de voir dans l'eau; le casque porte un collier métallique et celui-ci s'adapte avec un vêtement en toile caoutchoutée d'une seule pièce, imperméable, qui isole le scaphandrier du milieu dans lequel il travaille.

2° Une pompe foulante qui envoie l'air comprimé à l'ouvrier. Cet air va de la pompe au casque du scaphandrier.

3° Par des tuyaux imperméables et garantis par une spire métallique contre le danger d'aplatissement.

Le costume du plongeur est complété par des souliers à semelles de plomb et des plaques de plomb placées sur la poitrine qui lui permettent, en le lestant convenablement, de garder dans l'eau la position verticale.

Il est inutile de s'étendre sur ces appareils : une idée générale de leur fonctionnement suffit. Disons seulement que MM. Rouquayrol et Denayrouse ont pu, pour les pêcheurs d'éponge, supprimer complètement le vêtement et le casque. Le plongeur reçoit l'air comprimé par des tuyaux qui aboutissent pour ainsi dire directement à sa bouche.

Le moyen de décompression graduelle pour les scaphandriers consiste dans le retour, lent et de longueur calculée, à la surface de l'eau.

Il y a lieu aussi pour tous les ouvriers travaillant dans l'air comprimé, soit en commun, soit individuellement, de régler la durée du travail, qui doit être d'autant plus courte que la profondeur est plus grande.

Dans les *cloches à plongeur* — ou mieux dans les appareils perfectionnés qui les ont remplacées — la durée du travail à 15 mètres ne doit pas, suivant M. Layet, excéder 8 heures; elle doit être réduite à 6 entre 15 et 20 mètres, et à 4 par des fonds de 20 à 30 mètres.

Pour les plongeurs travaillant individuellement, la durée du travail doit être moindre encore. Chez les pêcheurs d'éponge de l'Archipel, d'après Gal, les accidents graves survenaient pour une durée de séjour dans l'eau dépassant 1 heure 1/2 à 25 mètres; une heure à 30 mètres; une demi-heure de 30 à 35 mètres.

---

§ III

ACCIDENTS RÉSULTANT DE LA MATIÈRE MISE EN ŒUVRE

I. **Plomb**. — Aucune substance n'est plus employée dans l'industrie que le plomb; aucune ne cause plus d'accidents. L'ensemble de ces accidents a reçu le nom de *saturnisme* ou intoxication *saturnine*.

En outre du travail dans les mines de plomb, que nous nous bornons à mentionner, l'intoxication saturnine peut avoir pour cause :

1° La fabrication de certaines préparations de plomb;

2° Certains travaux professionnels dans lesquels le plomb est employé sous forme de préparations diverses. (Proust.)

Les préparations de plomb auxquelles nous trouvons les ouvriers employés sont la fabrication du *blanc de céruse*, du *minium*, de la *mine orange*, de la *litharge*, du *chromate de plomb*.

Les travaux professionnels dans lesquels le plomb est utilisé sous une forme quelconque sont très nombreux. Il ne faut pas songer à les passer tous en revue ici : nous indiquerons rapidement les principaux et en même temps les raisons qui les rendent dangereux et exposent au saturnisme les ouvriers qui y sont employés.

Dans la fabrication du *plomb de chasse*, dans l'*étamage*, dans la *fonderie de caractères*, on emploie, on manie sans cesse le plomb en nature.

Le *polissage des glaces* et la *taille des verres* et des *cristaux* dégagent de la poussière de plomb : ce métal sous forme de minium entre en effet dans la composition de ces substances.

Les ouvriers *potiers*, *faïenciers*, *porcelainiers*, sont exposés à l'intoxication saturnine dans le *vernissage* et l'*émaillage* des poteries, car l'émail employé renferme une notable quantité de minium.

Chez les *peintres* le broyage, le tamisage pour ceux qui préparent les couleurs fines (à base de plomb), le délayage de la couleur, le grattage surtout de vieilles couches de peinture provoquent un dégagement de poussières plombiques.

La *fabrication des papiers peints* expose aux accidents du saturnisme : car le fond blanc est obtenu à l'aide du blanc de plomb; les couleurs rouges sont additionnées de minium, et les couleurs jaunes ont pour base l'oxyde et le chromate de plomb.

Le plomb peut pénétrer dans l'organisme par quatre voies : le tube digestif; les voies aériennes; la peau; les muqueuses. Il semble que, chez les ouvriers maniant le plomb ou ses divers composés, deux modes d'introduction soient surtout à redouter : l'introduction par la voie digestive, et par les voies aériennes.

Les poussières plombiques respirées par les ouvriers sont une cause fréquente et commune d'accidents. (Voir ci-après § IV.) Quant à la pénétration du plomb par les voies digestives, elle a lieu de la façon suivante, trop souvent méconnue, et qui est d'autant plus intéressante que de simples soins de propreté peuvent prévenir l'empoisonnement. L'ouvrier qui vient de manier le plomb, qui a ses doigts imprégnés de cette substance dangereuse, s'il ne se lave pas soigneusement les mains au moment de prendre ses repas, si surtout il ne débarrasse pas complètement ses ongles des résidus plombiques qui trouvent un abri facile dans les rainures sus et sous-onguéales, dépose facilement des particules plombiques sur son pain et ses divers aliments et le plomb pénètre ainsi dans l'économie.

Les accidents qu'on observe chez les ouvriers maniant le plomb sous une forme quelconque sont des plus variés : nous ne pouvons ici indiquer que les principaux, et d'une façon toute sommaire.

Les accidents surviennent après un temps d'exposition très variable aux effets du plomb : il est des ouvriers qui les éprouvent dès les premiers temps du travail; d'autres qui ne sont pris au contraire que fort tard. Sans doute les habitudes de *tempérance*, de *propreté corporelle* jouent un rôle préservatif très marqué.

L'ouvrier travaillant dans le plomb est exposé à cinq accidents principaux que nous citons ici par ordre de fréquence décroissante : l'*anémie*, les *coliques dites de plomb;* la *paralysie* des avant-bras et de la main; les *douleurs articulaires*, et enfin les *accidents cérébraux* graves : convulsions, apoplexie.

L'anémie des *saturnins* (ainsi s'appellent les sujets empoisonnés par le plomb) se manifeste par une teinte grisâtre de la face, une décoloration des lèvres et une faiblesse générale accentuée.

Les *coliques de plomb* sont extrêmement douloureuses. Pendant la crise le malade éprouve dans le ventre un mal quelquefois atroce.

La paralysie des avant-bras et des mains prive pendant un temps souvent fort long les malades de l'usage de ces membres, retombant flasques et impuissants.

Les douleurs articulaires ont peu d'importance.

Les accidents cérébraux sont heureusement aussi rares que graves : ils déterminent trop souvent la mort.

II. **Phosphore.** — Le phosphore donne lieu, chez les ouvriers qui manient cette dangereuse substance, à des accidents connus sous le nom de *phosphorisme professionnel.*

« Ces accidents consistent en douleurs d'estomac, « coliques, irritation des voies respiratoires, étouffements, « maux de tête. L'imprégnation de l'économie par le « phosphore est tellement marquée au bout de quelque « temps que, dans l'obscurité, la plupart de ces ouvriers « exhalent par la bouche des vapeurs lumineuses. (Proust.)

Mais le plus terrible des accidents du phosphorisme

professionnel, c'est la *nécrose des mâchoires,* à laquelle les ouvriers donnent eux-mêmes le nom de *mal chimique.* Ce grave accident, qui entraîne la perte de l'os maxillaire atteint par le mal, n'est heureusement pas très fréquent.

La catégorie des ouvriers industriels frappés par le phosphorisme professionnel est aujourd'hui presque exclusivement celle des ouvriers employés à la fabrication des allumettes phosphoriques dans la composition desquelles entre le *phosphore blanc.* Bien des moyens ont été proposés pour remédier au phosphorisme : la ventilation des ateliers, qui entraîne les vapeurs phosphorées, la propreté des mains, qui enlève les particules vénéneuses et s'oppose ainsi à leur introduction par le tube digestif avec les aliments, sont des moyens efficaces. Mais le plus sûr est l'exclusion du phosphore blanc, et son remplacement intégral dans l'industrie des allumettes par le *phosphore rouge amorphe,* qui n'est nullement toxique.

III. **Sulfure de carbone.** — La principale application industrielle du sulfure de carbone, c'est la sulfuration ou *vulcanisation du caoutchouc.* Dans cette industrie les vapeurs de sulfure de carbone donnent lieu à deux sortes d'accidents, que le docteur Delpech a décrits le premier. Il a été nié dans ces derniers temps que le sulfure de carbone fût responsable des accidents que lui attribuait Delpech, et l'*hydrogène sulfuré* qui, au contact de l'air, se dégage du sulfure de carbone en quantité d'autant plus grande que celui-ci est plus impur, a été seul incriminé. Mais pratiquement la distinction est de peu d'intérêt : l'important est de savoir que les industries où l'on emploie le sulfure de carbone sont dangereuses et quels en sont les dangers.

Il y a d'abord un *empoisonnement aigu* caractérisé par des maux de tête violents, des troubles de la vue, des bourdonnements d'oreilles et du vertige, des vomissements, et de la faiblesse générale : ces accidents surviennent brusquement.

Mais ordinairement les accidents surviennent peu à

peu; ils se développent graduellement et amènent finalement le malade à l'anémie, à la perte de mémoire et à la paralysie.

Comme les vapeurs de sulfure de carbone sont des vapeurs très lourdes, il faut établir à l'air les ateliers où l'on emploie cette substance, et y installer des planchers à claire-voie, de sorte que les vapeurs délétères sortent par leur propre poids.

On doit aussi employer le travail en vases clos.

IV. **Arsenic** — L'*arsenic*, si fréquemment employé dans l'industrie, donne lieu à des accidents graves, qui se développent ou brusquement, ce qui est très rare, ou graduellement.

Les ouvriers maniant l'arsenic, ou pour mieux dire les composés arsenicaux industriellement employés, sont exposés à des éruptions diverses, peu dangereuses d'ailleurs par elles-mêmes.

Une série d'accidents beaucoup plus sérieux consiste dans un affaiblissement général, avec vomissements et diarrhée parfois mêlée de sang: les yeux sont irrités, les fosses nasales sont atteintes; le malade saigne du nez, et la cloison séparant les deux narines peut se perforer; les bronches sont enflammées: le malade tousse d'une façon opiniâtre. Enfin l'*intoxication arsenicale* donne lieu à des paralysies portant surtout sur le membre inférieur.

Les professions qui exposent à l'intoxication arsenicale sont nombreuses; comme pour l'intoxication saturnine, nous ne pouvons que dire un mot des principales.

Les ouvriers qui extraient le minerai arsénifère dans les galeries souterraines ne sont pas très exposés; il n'en est pas de même de ceux qui pratiquent le *broyage*, surtout quand l'opération se fait à la main et à sec.

Mais ce qui est plus particulièrement dangereux, ce sont les opérations de *grillage*, de *sublimation* et de *raclage* du gaz arsénieux qui se dépose dans les chambres de condensation.

Ce qu'on observe surtout dans l'industrie commune

de notre pays, ce sont les accidents dus à l'emploi des verts arsénicaux : vert de Scheele (arsenite de cuivre) et vert de Schweinfurt (sel double d'arsénite et d'acétate de cuivre). Ces verts arsenicaux s'emploient dans les industries suivantes : *Préparation des papiers peints en vert;* préparations d'*herbes naturelles* qui servent à orner les chapeaux de femme; *apprêt* des *toiles* destinées à la *fabrication des fleurs artificielles*, etc., etc.

V. Mercure. — L'*intoxication mercurielle* est fréquente, car l'emploi du mercure est industriellement assez répandu. Cette intoxication se traduit par une inflammation chronique de la bouche avec sécrétion abondante de salive, par du tremblement, et quelquefois des paralysies et un affaiblissement de la mémoire et de l'intelligence.

Il n'existe pas de mines de mercure en France; dans les mines bien connues d'Almaden et d'Idria (Espagne), les accidents, qui étaient autrefois fréquents, ont en partie disparu par une sage réglementation du travail.

Mais, si nous ne possédons pas de mines de mercure, nous possédons en revanche un grand nombre d'industries où les ouvriers s'exposent à l'empoisonnement mercuriel. De ces industries les principales et les plus dangereuses sont l'*étamage des glaces* au mercure, qu'on tend à abandonner aujourd'hui; la *dorure au mercure;* la *chapellerie*, qui comporte un emploi assez étendu du mercure, etc.

Pour les ouvriers qui ont à manier des substances toxiques, telles que l'arsenic et le mercure, le moyen préservatif le plus sûr contre l'empoisonnement lent est une rigoureuse propreté. Qu'ils prennent l'habitude de se laver à grande eau la figure et les mains quand ils sortent de l'atelier, et surtout quand ils vont prendre leurs repas; que, durant le travail, ils fassent usage de voiles de gaze ou de respirateurs contre l'inhalation des poussières, qu'ils exigent que les ateliers soient bien et constamment aérés : ils n'auront guère alors à redouter les dangers de l'intoxication professionnelle.

VI. **Cuivre.** — Le plus grand désaccord règne aujourd'hui parmi les hygiénistes au sujet des dangers que présentent pour les ouvriers les industries où le cuivre est manié.

Disons d'abord que le principal des accidents serait la *colique de cuivre,* analogue à la colique de plomb, et cette colique s'observerait chez les catégories suivantes d'ouvriers :

1° Ceux qui travaillent le cuivre rouge (fondeurs, chaudronniers, estampeurs, etc.) ;

2° Ceux qui se trouvent en présence des divers sels de cuivre : travail des vieux cuivres (fonte, décapage, nettoyage) ; fondeurs de cuivre, de bronze, de laiton, etc. ;

3° Ceux qui travaillent les alliages de cuivre.

Or il se trouve que, si quelques auteurs ont admis les dangers du cuivre, d'autres, non moins considérables et d'autorité égale, les nient absolument. La question reste encore sans solution aujourd'hui.

VII. **Substances explosibles.** — Les produits explosifs peuvent être classés, ainsi que l'a fait une commission industrielle, de la façon suivante :

1° Poudres nitratées; 2° poudres nitrées détonantes; 3° poudres chloratées; 4° poudres fulminantes; 5° munitions et artifices.

Nous ne pouvons présenter ici qu'un très court aperçu de la fréquence des accidents causés par ces dangereuses substances et de la nature de ces accidents.

Le colonel Majendie, relevant en Angleterre pour la période 1875 à 1880 les accidents par explosifs, trouvait 430 accidents ayant fait 522 victimes (182 tués et 340 blessés) : les poudres nitrées venaient au premier rang, puis les poudres nitratées, les artifices, et enfin les poudres fulminantes.

Deux natures de phénomènes peuvent résulter de l'explosion de ces substances : les *chocs* et les *brûlures.*

Les chocs sont d'autant plus dangereux que la poudre est plus vive; les brûlures au contraire sont d'autant plus étendues et plus profondes qu'on a affaire à des substances d'une combustion plus lente, telles que les poudres noires à gros grains.

Les parties du corps les plus facilement atteintes sont les yeux, s'il y a brûlure, et, s'il y a choc, les oreilles et le cœur.

La distance joue naturellement aussi un rôle considérable dans l'énergie des effets produits. Dans le cas de contact, même avec une très petite quantité d'explosif, il y a toujours délabrement des tissus et brûlures autour des parties arrachées. Quand la distance augmente, l'action destructive diminue assez rapidement.

La nature du milieu transmetteur importe aussi, quant aux effets des chocs. On sait qu'une cartouche de dynamite ou de coton-poudre faisant explosion sous l'eau suffit pour tuer les poissons à plusieurs mètres de distance.

L'état physiologique de la personne atteinte a souvent une influence très marquée. Sur certains tempéraments, une explosion inattendue produit un ébranlement nerveux dont la victime de l'accident ne se remet qu'avec les plus grandes difficultés et au bout d'un temps fort long.

Dans certains travaux qui obligent à faire sauter des roches, l'explosion entraîne la production de gaz délétères qui restent mêlés aux débris et qui, si on les respire, peuvent causer une vive irritation des muqueuses et parfois même, dans un espace confiné, l'empoisonnement et l'asphyxie.

Les précautions à prendre pour éviter les accidents dans les travaux qui nécessitent des coups de mine, découlent de ce qui vient d'être dit. On devra avertir autant que possible toutes les personnes placées dans le voisinage des travaux; abriter les ouvriers, non seulement des fragments qui pourraient être projetés, mais aussi de la commotion. Trente mètres suffisent pour les explosions habituelles, même un peu fortes. Cette distance peut être réduite, si, entre les personnes à garantir et le lieu où l'explosion se produit, il y a un obstacle solide interposé.

Après chaque explosion, il faut laisser quelques minutes pour l'aération, surtout par un temps calme, avant de manutentionner les débris qui auront reçu l'action des gaz de l'explosif. Si un coup de mine vient à *rater*, on évitera avec soin de retourner sur le lieu où l'explosion aurait dû se produire, avant qu'il se soit écoulé un temps suffisant pour que, sans aucun doute, la mèche soit éteinte.

Quand on emploie des poudres explosibles, il est prudent de ne pas se servir d'outils en fer, à cause des étincelles que pourrait produire un choc de l'outil sur une roche, une pierre ou quelque autre matière dure.

En dehors des heures de travail, les cartouches contenant des substances explosibles, même les plus petites, doivent être enfermées dans un lieu bien clos, dont la clef, qui sera de préférence en laiton ou en bronze, sera confiée à un homme désigné à l'avance, particulièrement à un contremaître, qui en sera le dépositaire responsable. Toute cartouche avariée devra être noyée par ce contremaître.

---

§ IV

ATMOSPHÈRE DE L'ATELIER

Gaz, vapeurs et poussières. — Mesures de préservation.

L'atmosphère de l'atelier peut être viciée de deux façons différentes, qui d'ailleurs se réunissent souvent et combinent leurs effets nuisibles : par des *gaz* et des *poussières*.

I. **Gaz.** — Sans vouloir entrer dans tous les détails, nous allons d'abord passer en revue les principaux gaz dégagés dans les grandes industries et nous en indiquerons d'un mot les inconvénients.

1° *Acide chlorhydrique.* — L'acide chlorhydrique irrite les voies respiratoires et détermine de la toux, des bronchites et même des affections plus graves encore des organes de la respiration.

Les dégagements d'acide chlorhydrique prennent naissance dans la décomposition du sel marin pour la fabrication de la soude.

2° *Gaz sulfureux.* — Il a sur la santé une influence délétère : une atmosphère où il entre seulement 1 à 4 pour 100 de ce gaz détermine chez les ouvriers qui y séjournent de la toux, de l'oppression, l'irritation des yeux.

3° *Vapeurs nitreuses.* — Ce sont des vapeurs complexes où il entre de l'acide azoteux, de l'acide hypoazotique et des gaz étrangers comme l'acide sulfureux, etc. Elles aussi attaquent surtout les voies respiratoires. Ces vapeurs se produisent dans un grand nombre d'industries : fabrication de l'acide sulfurique, etc., etc.

4° *Fumées plombeuses.* — Ces fumées, qui prennent

naissance dans les industries où l'on fond le plomb ou les composés plombifères, sont très nuisibles à la santé : elles produisent des accidents dont nous avons eu déjà l'occasion de nous occuper (Voy. Plomb).

II. **Poussières.** — Les poussières dégagées dans l'atelier sont de natures diverses : animales, végétales, métalliques ou calcaires. Nous avons eu l'occasion de parler de l'action spéciale de quelques poussières : charbon, poussière de plomb, d'arsenic, etc. Nous considérerons ici la question à un point de vue plus général, et nous nous préoccuperons surtout des moyens employés dans l'industrie pour préserver les ouvriers de l'influence des poussières en général.

On peut dire que ce n'est pas sans danger que l'homme respire dans une atmosphère poussiéreuse, même en mettant à part les dangers particuliers à certaines poussières *toxiques* (plomb, arsenic, etc.). Le poumon humain supporte mal le contact répété des poussières, même inoffensives d'elles-mêmes, et l'on a remarqué que la phtisie pulmonaire était fréquente chez les ouvriers qui travaillent habituellement dans une atmosphère tenant de nombreuses poussières en suspension.

Suivant leur structure, les poussières sont plus ou moins dangereuses. Les plus nuisibles sont celles qui, en raison de leurs formes irrégulières, adhèrent facilement aux muqueuses.

Pour remédier aux dangers venant de la viciation de l'air de l'atelier par les gaz ou les poussières, dangers qui, nous venons de le dire, portent surtout sur les voies respiratoires des ouvriers qui travaillent dans l'atmosphère viciée, on a imaginé divers moyens, que nous allons sommairement indiquer.

Ces moyens consistent :

1° A condenser ou à brûler les gaz, de façon à en prévenir le dégagement dans l'atelier.

2° A empêcher mécaniquement les poussières de pénétrer dans les voies respiratoires.

3° A faire artificiellement respirer dans un air pur l'ouvrier enveloppé d'une atmosphère gazeuse délétère.

4° Enfin un moyen plus général consiste à entraîner les gaz et les poussières hors de l'atelier par une bonne ventilation.

I. Les vapeurs gazeuses peuvent être :

1° Condensées dans l'eau ;

2° Brûlées dans les foyers.

On peut condenser les gaz dans l'eau de trois façons :

a) en faisant déboucher le gaz dans l'eau ;

b) en mettant le gaz en contact avec des surfaces humides ;

c) en injectant de l'eau au sein de la masse gazeuse sous forme de pluie très divisée.

Un grand nombre de gaz sont susceptibles d'être brûlés : ceux qui sont inflammables peuvent être brûlés de bien des façons ; les autres, ceux qui sont plus difficilement inflammables, seront conduits dans un foyer où existe déjà une combustion entretenue d'une façon quelconque.

II. On empêche mécaniquement les poussières, de quelque nature qu'elles soient, de parvenir aux poumons de l'ouvrier au moyen d'appareils, dits *masques respiratoires.*

Les masques respiratoires sont dans leur plus simple expression composés de toiles métalliques à mailles fines ; une mousseline ou une gaze pliée en plusieurs doubles remplissent aussi bien le but, qui est ici d'arrêter les poussières au passage.

On a imaginé des masques beaucoup plus compliqués qui remplissent un double but : arrêter les poussières, comme les précédents, et arrêter en outre les gaz nuisibles mêlés à l'air que l'ouvrier introduit dans ses poumons. Il existe un grand nombre de modèles de ces masques qui ont presque toujours le défaut d'être lourds et trop compliqués.

Nous en aurons donné une idée suffisante en disant que Tyndall, le célèbre physicien anglais, avait inventé un masque composé de la façon suivante : grillage, contenant entre deux feuillets des couches successives de chaux caustique, d'ouate sèche, de charbon de bois, d'ouate imbibée de glycérine. D'autres inventeurs ont proposé d'interposer seulement du charbon entre les deux feuillets du grillage (Stenhouse) ou de l'ouate imbibée d'une substance variable (Henrot), etc.

III. Pilâtre de Rozier en 1785 inventa ce qu'il appela un *respirateur antiméphitique*, c'est-à-dire un appareil envoyant de l'air pur à la bouche des ouvriers qui travaillent dans les endroits remplis de gaz méphitiques. L'appareil se composait essentiellement d'un tube inspirateur et d'un tube expirateur.

C'est en somme le principe qui a été adapté aux appareils plus perfectionnés et modernes de Paulin, Denayrouse, Fayol, et plus récemment au masque en deux pièces de M. Détroye et à celui du Dr Detourbe. Ce dernier masque, qui s'adapte bien au visage, possède une soupape d'expiration et une soupape d'inspiration portant un filtre en ouate hydrophile placé entre deux cloisons en treillis métallique. Grâce à ces appareils, on puise de l'air pur au dehors de l'endroit où travaille l'ouvrier et on l'envoie à cet ouvrier, qui de la sorte respire normalement un air de bonne qualité, alors que sa personne est pour ainsi dire tout entière plongée dans un air irrespirable.

IV. « La ventilation est pour les ateliers un moyen d'as-« sainissement des plus importants. C'est peut-être « même le plus important de tous, si l'on considère qu'il « obvie à presque tous les inconvénients de l'encombre-« ment, aux émanations malsaines qui proviennent soit « des gaz ou des vapeurs, soit de la respiration d'un « personnel nombreux dans un espace limité. Le courant « d'air déterminé par la ventilation entraîne d'ailleurs « avec lui une grande partie des poussières dont l'air se « trouve chargé. » (Dr H. Napias.)

La ventilation peut être obtenue naturellement ou artificiellement à l'aide d'appareils plus ou moins compliqués.

On obtient la ventilation naturelle par une disposition convenable des ouvertures.

« Une disposition utile des fenêtres est celle qui « consiste à en avoir deux rangées superposées et sur « deux faces différentes de l'atelier : on conçoit qu'il soit « alors possible d'ouvrir les fenêtres supérieures du côté « où le soleil donne, et les fenêtres inférieures du côté « opposé. Cette différence de niveau dans la prise d'air « et dans l'issue qui est ensuite donnée à cet air suffirait « à elle seule à déterminer un courant. » (Dr H. Napias.)

Un excellent moyen est la hotte de dégagement. « Quand dans un atelier, d'ailleurs bien ventilé, les mani- « pulations qui se font dans une partie limitée dégagent « des vapeurs ou des gaz qui, se mêlant à l'air de l'atelier, « le vicieraient promptement, on évite cet inconvénient « d'une façon très simple en surmontant d'une *hotte de « dégagement* la source du dégagement (cuves, chaudières, « fours, etc.), et cette hotte est par sa partie supérieure « munie d'un tuyau qui va s'ouvrir à l'extérieur, ou qui « débouche dans une cheminée d'appel quelconque. »

Un autre moyen d'aération naturelle est constitué par un bec de gaz qui brûle près du plafond, au-dessous d'une petite cheminée qui communique avec l'extérieur.

Les moyens artificiels consistent :

a) à utiliser les appareils de chauffage;

b) à établir une communication entre l'atelier et un foyer ou une cheminée extérieure à l'atelier, qui joue alors le rôle d'une véritable machine aspirante à air.

c) à employer des *ventilateurs mécaniques* à force centrifuge. Ces ventilateurs sont, d'après leur construction et leur fonctionnement, sur le détail desquels nous ne pouvons entrer, distingués en ventilateurs *aspirants*, et ventilateurs *soufflants*.

§ V

ATTITUDES NÉCESSITÉES PAR LE TRAVAIL

Déformations.

L'attitude que prend l'ouvrier pendant le travail, attitude longtemps gardée et reprise chaque jour, cause des déformations, *à mécanisme extrêmement complexe,* et dont il convient de dire seulement un mot.

Ces déformations se produisent beaucoup plus facilement chez les enfants et les adolescents que chez les sujets plus âgés : elles diffèrent encore suivant qu'il s'agit d'un travail prolongé en station debout ou en station assise.

Dans les premiers cas, il se produit des déformations de la colonne vertébrale. Telle cette voussure exagérée du dos résultant de l'inclinaison prolongée du corps vers le sol qu'on voit chez les vieux vignerons, les vieux terrassiers, et, à un moindre degré, chez les cantonniers, les tailleurs de pierres, etc.

Chez les ouvriers qui travaillent en station debout, quand le poids du corps porte sur un seul côté, il se produit une déformation professionnelle bien connue sous le nom de *hancher :* elle a pour caractère l'élévation de la hanche d'un côté et une déviation inverse de la colonne vertébrale.

Dans le travail en station assise prolongée, il se produit aussi des déformations, quand l'ouvrier s'assied sur un seul côté au lieu de reposer sur le siège tout entier : il résulte de cette coutume des déformations de la colonne vertébrale, qui se dévie ou à droite ou à gauche suivant les cas : c'est là ce qu'on voit chez les cordonniers, les tailleurs, les cloutiers, les chaudronniers, les tisserands, etc., etc.

Il est inutile d'insister plus longtemps sur ces généralités très complexes. Nous préférons donner quelques règles destinées à prévenir les attitudes vicieuses, quelques conseils s'adressant aux jeunes gens qui travaillent le bois ou le fer, et aux jeunes filles, couturières, repasseuses, fleuristes, etc.

BOIS

1° Travail à l'établi.

L'établi doit arriver à la hauteur du bas-ventre. L'ouvrier ou l'apprenti peuvent ainsi exercer utilement toutes leurs forces sans fatigue ni contraction des muscles. L'outil est solidement maintenu et produit le maximum d'effet qu'on doit en tirer.

On peut se servir d'un plancher mobile (planches posées sur lambourdes) pour obtenir la hauteur normale devant l'établi.

2° Travail au tour à pédale.

Pour actionner la pédale, on doit se servir du pied gauche afin de donner le mouvement et prendre la contre-pointe comme point d'appui pour la main gauche ; le bras droit doit être tenu contre le corps, la main libre, comme s'il maniait l'outil.

Au point de vue hygiénique, on doit observer avec soin :

1° Que la jambe agissant sur la pédale soit légèrement tournée en dehors;

2° Que la hauteur du tour soit proportionnée à la taille du travailleur. Pour qu'il en soit ainsi, il faut que la hauteur de la contre-pointe corresponde à celle du coude, le bras étant replié le long du corps. On obtient ce résultat au moyen d'un faux plancher et en diminuant ou en augmentant la hauteur de l'attache de la pédale à la manivelle de la roue motrice.

Enfin, pour que l'effort sur la pédale donne son maximum d'effet utile, l'attache de la manivelle doit se trouver d'aplomb avec l'attache de la pédale lorsque cette manivelle est arrivée au milieu de sa course, c'est-à-dire dans le plan horizontal passant par l'axe de l'arbre.

FER

Travail à l'étau.

L'étau doit être approprié à la taille de l'ouvrier. S'il est trop haut, les efforts sont anormaux : on est obligé de lever les bras et les épaules et d'éloigner ainsi le coude du corps. De là plusieurs conséquences regrettables :

La direction de la lime est plus difficile à obtenir.

On a une mauvaise décomposition de la force.

L'ouvrier se fatigue à l'excès.

Si l'étau est trop bas, l'ouvrier est obligé de se pencher. Après cinq ou six coups de lime, il lance tout son corps. Ce balancement du corps produit une fatigue qu'on doit éviter.

Il y a un moyen mécanique fort simple pour déterminer comme il convient la hauteur d'un étau. En mettant le dessus de l'étau à la hauteur de la pointe du coude quand le bras est plié, et en plaçant sous le menton la main ouverte, on aura la hauteur voulue, appropriée à la taille du travailleur. Il faut toutefois tenir compte de la considération suivante. Comme on est, quand on lime, obligé d'écarter un peu les jambes pour s'assujettir, on perd de sa hauteur. Aussi faut-il tenir l'étau quelques centimètres plus bas.

L'étau étant fixé à l'établi par des tire-points, on peut le monter ou le baisser à volonté, en modifiant le sabot en bois qui tient le pied.

TRAVAUX FÉMININS

La jeune fille qui se livre à un travail de couture doit se tenir droite sur son siège, les pieds un peu surélevés à l'aide d'un tabouret; elle approchera son travail à une distance qui lui permette de le regarder sans se fatiguer les yeux et sans se courber : elle ne l'attachera pas sur son genou, mais le fixera à l'aide d'un plomb ou d'un fixe-étoffe placé sur sa table de travail.

Lorsque les couturières taillent ou apprêtent des costumes, elles doivent se tenir debout, et, dans ce cas, leur table d'apprêt, au lieu d'avoir la hauteur d'une table à coudre, doit avoir une hauteur suffisante pour s'élever à dix centimètres environ au-dessos de la hanche de l'ouvrière.

La table de repassage doit avoir une hauteur semblable à celle de la table d'apprêt.

La table des fleuristes doit être faite de telle façon que l'ouvrière puisse s'en approcher complètement, tout en élevant ses genoux pour placer ses pieds sur un tabouret. Autrement dit, la fleuriste doit être assise, le buste droit, les pieds rehaussés par un tabouret et complètement approchée de sa table de travail, qui doit arriver un peu au dessus de la hanche [1].

1. Nous devons rapprocher des attitudes vicieuses déterminées par le travail de l'atelier les attitudes de l'écolier en classe. La règle générale est ici encore que toute attitude vicieuse répétée finit par devenir incorrigible. L'écolier qui lit ou écrit en voûtant le dos finit par ne plus pouvoir se redresser normalement; celui qui lit ou écrit en abaissant l'épaule droite ou gauche d'une façon constante gardera bientôt cette épaule abaissée en dehors des instants de travail.

§ VI

ACCIDENTS DU TRAVAIL

Vapeur. Mécanismes. — Électricité.

Une des gloires de notre siècle a été l'application de la vapeur, de l'électricité et de la mécanique dans toutes les branches de l'industrie, application qui fait tous les jours de nouveaux progrès, puisqu'il est bien peu de choses qu'on ne soit pas arrivé à produire avec des machines, c'est-à-dire presque sans effort, avec une simple surveillance.

Mais on ne se figure pas assez ce que cette transformation du travail a déjà pu faire et fait encore de victimes parmi les ouvriers exposés, à tout instant, aux morsures de ces machines puissantes et voraces, et pour lesquels un faux mouvement, un moment d'inattention ou d'oubli peut être la cause du plus terrible des accidents.

On ne peut encore en France, faute de renseignements exacts, établir le nombre des accidents du travail industriel; pour se rendre compte de l'horrible quantité de souffrances occasionnées par l'outillage actuel de nos usines, il faut emprunter des renseignements à l'Allemagne, où la déclaration des accidents est obligatoire depuis longtemps. C'est ainsi qu'il y a deux ans on a pu relever dans ce pays un total de 235.000 accidents, dont près de 6.000 morts. En supposant que la France occupe 10 millions de travailleurs, ce qui est à peu près vrai, on arrive donc, d'après la statistique allemande, à plus de 280.000 accidents, dont 7.000 suivis de mort. En 1891, M. Engel Gros, un des hommes qui se sont le plus dévoués à cette question, évaluait à un million le nombre total des accidents qui se produisent, par an, dans le monde industriel.

On peut, à bon droit, être épouvanté en présence de chiffres aussi éloquents. Mais il ne faudrait pas croire, non plus, qu'on doive se résigner à ces misères comme s'il y avait là une obligation inéluctable.

Le mal, s'il est terrible, n'est pas fatal. On a compris dans tous les pays, au moins en Europe, que c'était un devoir de lutter contre l'accident, de l'empêcher par tous les moyens possibles de se produire. Pendant que l'initiative privée s'occupait (la première) de rechercher et de propager tous les moyens vraiment efficaces et pratiques d'éviter les accidents, l'État, de son côté, élaborait des lois, aujourd'hui en vigueur, destinées à réglementer le travail industriel, et tout récemment (en mars 1894) un décret prescrivait aux chefs d'industrie un ensemble important de mesures pour assurer la sécurité et l'hygiène des travailleurs.

Vapeur. — Des engins qui, depuis le commencement du siècle, ont causé un grand nombre d'accidents, sont les chaudières à vapeur. Aujourd'hui même encore que les appareils sont plus étudiés, plus soignés, plus parfaits de jour en jour, qu'on prend des précautions sans nombre, on apprend à chaque instant un nouveau sinistre dû à l'explosion d'une chaudière.

Nous n'entrerons pas dans le détail des accidents de toute nature qui peuvent se produire avec les appareils à vapeur : bornons-nous à rappeler les principales causes d'accidents.

L'explosion d'une chaudière peut être causée par ce qu'on appelle « *un coup de feu* », c'est-à-dire la brûlure de la tôle des bouilleurs, le plus souvent occasionnée par le manque d'eau ou par une augmentation exagérée de la pression. En outre, combien de fois n'a-t-on pas à déplorer des brûlures souvent très graves provenant de la rupture d'un tube de vapeur ou d'eau chaude, ou du tube de niveau d'eau !

Pour ce qui regarde les générateurs à vapeur, l'Etat s'est dès longtemps occupé d'imposer aux industriels certaines conditions d'installation. Des appareils de sécurité sont exigés et toute chaudière doit être munie de ces appareils, tels qu'ils sont indiqués par un décret réglementaire du 30 avril 1880. De plus, toute chaudière doit être complètement visitée et éprouvée à la presse hydraulique, au moins une fois tous les dix ans, par les soins des garde-mines, qui appliquent sur la chaudière un timbre indiquant la pression qu'elle ne doit pas dépasser. De plus, des visites périodiques doivent avoir lieu aussi souvent que l'état de l'appareil l'exige.

A côté de cette réglementation imposée par les lois et les décrets, l'initiative privée s'est efforcée de conjurer par tous les moyens possibles les accidents dus à la vapeur, et des *Associations de propriétaires d'appareils à vapeur* se sont fondées dans tous les centres industriels pour donner les conseils nécessaires et surveiller le bon fonctionnement des chaudières.

Leur intervention a évité un grand nombre d'accidents.

Mécanismes. — Les accidents causés par les chaudières à vapeur, quoique malheureusement très nombreux, ne sont qu'une bien faible partie de ceux qui menacent sans cesse la vie ou la santé de l'ouvrier dans les usines.

En entrant aujourd'hui dans un atelier, on ne voit que volants, poulies et courroies de transmission, roues d'engrenages, laminoirs, raboteuses, essoreuses, etc., sans parler des outils à façonner ou débiter le bois, dont le maniement offre des dangers terribles. C'est à cet outillage mécanique que nous payons tous les jours un tribut de vies détruites ou de membres déchirés.

Ordinairement les accidents se produisent de la façon suivante : l'ouvrier est saisi par la manche de sa chemise, un pan de la blouse ; le membre entier est broyé, ou l'individu est enlevé et projeté brusquement contre le plafond ou contre le sol, et tué raide. Ces engins peuvent produire encore l'*arrachement d'un membre* entier; l'*arrachement de la peau* d'une région, telle que la peau du crâne; le sujet est *scalpé* à la façon indienne; de nombreuses *fractures*, plus ou moins graves, quelques-unes entraînant immédiatement la mort.

Dans la grande majorité des cas, les accidents résultent de l'imprudence des ouvriers, qui portent des vêtements flottants trop facilement saisis par les machines ou qui ont la fâcheuse habitude de vouloir nettoyer les machines en marche. Mais il ne suffit pas de conseiller la prudence aux ouvriers, il faut les garantir des accidents. C'est sur ce point que se sont portés les efforts d'hommes intelligents et dévoués, soucieux, pour éviter tant de misères, de rechercher les meilleurs moyens de rendre aussi inoffensif que possible l'outillage mécanique des usines.

On s'est figuré pendant longtemps et l'on se figure encore quelquefois qu'il est inutile de recouvrir telle ou telle partie d'une machine, d'envelopper tel engrenage qui paraît sans danger. Et la cause de cette indifférence, c'est qu'à force de vivre à côté du danger on finit par ne plus le voir, par ne plus y croire même; on en prend l'habitude et on arrive à jouer avec sa vie sans se rendre compte du péril que l'on court. Il n'est pas rare de voir, encore maintenant, des ouvriers et même des contremaîtres qui, habitués à leur machine après 15 ou 20 ans du même travail, ne veulent pas entendre parler du danger qu'elle présente, ne veulent pas accepter les moyens qu'on leur offre d'éviter ce danger. Et souvent ce sont ceux-là mêmes qui finissent par être victimes de leur trop grande confiance.

Dans la recherche des moyens préventifs il a donc fallu lutter non seulement avec les dangers que présente l'outillage industriel, pour les éviter sans gêner l'ouvrier, mais aussi avec l'entêtement et quelquefois le mauvais vouloir de ceux qu'on voulait protéger.

Cette œuvre de protection de l'ouvrier contre les dangers des machines confiées à sa surveillance, et contre sa propre imprudence, s'imposait naturellement dans notre siècle, où l'on a enfin senti la nécessité de considérer l'ouvrier, non plus comme un simple instrument de production, « mais comme un collaborateur, comme un membre de la grande famille industrielle[1] ».

L'expérience a prouvé que cette tâche était loin d'être inutile, et des rapports sérieusement établis par des hommes qui, comme MM. Engel-Gros, Emile Muller, Périssé, Bodiker, etc., se sont adonnés de tout leur cœur à cette question, ont montré que la moitié des accidents, et des plus graves, peuvent être évités par des mesures bien prises dans les ateliers.

C'est à M. Engel-Dollfus, de Mulhouse, que revient l'honneur d'avoir créé la première association pour prévenir les accidents de fabrique. Les services rendus par cette association, surtout dans l'industrie textile, qui est la plus importante en Alsace, n'ont pas tardé à exciter l'émulation des autres contrées, et aujourd'hui de libres associations d'industriels exercent presque partout leur action bienfaisante.

En France, l'*Association des Industriels de France*, qui s'étend dans 57 départements, et l'*Association Normande* ont suivi l'exemple de celle de Mulhouse.

Plus récemment ce grand mouvement s'est étendu hors de la France, et des Associations pour prévenir les accidents se sont fondées en Belgique, en Hollande et en Italie.

Ces Associations créées uniquement pour combattre les accidents du travail sont évidemment les plus aptes à connaître et à propager les mesures préventives. Elles concentrent en elles la science et l'expérience de tous, grâce à leurs ingénieurs qui, visitant toutes les usines, peuvent savoir où est le danger et quel est le meilleur moyen de le vaincre, grâce aussi aux industriels dont elles stimulent le zèle et qui deviennent leurs collaborateurs.

1. M. CHEYSSON, *La prévention des accidents.*

Les résultats obtenus par ces Associations sont donc plus parfaits que si l'application des mesures préventives était laissée à l'initiative de chacun. Un industriel en effet n'a généralement pas le temps de s'occuper de la prévention : de plus, lui aussi, il finit par s'habituer au danger et par ne plus le voir. Enfin il ne peut pas être au courant de tous les accidents qui se produisent, des moyens divers essayés pour les éviter, du choix judicieux à faire parmi eux.

Il faut bien se pénétrer de l'idée qu'un « appareil pré-« ventif, pour atteindre le but cherché, doit présenter « certaines conditions essentielles et qu'un appareil « incomplet ou mal appliqué est plus dangereux que « l'absence de toute mesure de précaution : car il endort « l'attention de l'ouvrier et le rend imprudent sans lui « offrir, en retour, de protection efficace [1] ».

Il serait impossible de donner ici une description, même succincte, de tous les appareils préventifs adoptés dans les établissements industriels, usines, fabriques. Tous ces appareils en effet diffèrent, suivant la nature de l'industrie, la disposition des machines, les habitudes des ouvriers.

Toutes les prescriptions du décret du 10 mars 1894 devront donc être appliquées de façon différente suivant chaque cas particulier, en ce qui concerne du moins la protection de l'outillage mécanique, ou des moteurs. Mais il ne faut pas oublier que tout organe en mouvement est dangereux, en principe, même si ce danger n'est pas apparent, et l'ouvrier doit, dans son propre intérêt, observer tous les règlements qui lui sont imposés, même si cela doit changer ses habitudes de travail; il doit respecter rigoureusement les défenses qui lui sont faites.

Electricité. — L'électricité, qui commence depuis quelques années à jouer un rôle important dans l'industrie, soit pour l'éclairage, soit même pour la mise en mouvement des machines-outils, est la cause d'accidents

1. M. Joffrand, *La prévention des accidents du travail.*

qui peuvent être souvent très graves, d'autant plus que les ouvriers ne sont pas encore bien familiarisés avec cette force industrielle. C'est donc le devoir de tout chef d'industrie de prendre les précautions nécessaires pour que tous les conducteurs soient en dehors de la portée des ouvriers.

Il est à constater que depuis ces dernières années les constructeurs de machines ont commencé à prendre un certain nombre de mesures préventives qu'ils appliquent aux machines qu'ils construisent. Et l'on voit déjà beaucoup de machines industrielles dont les organes dangereux sont entourés ou disposés de telle façon qu'ils sont inaccessibles pendant le travail normal. Ce progrès de l'industrie est une preuve de l'importance qu'on attache avec raison à cette grave question de la prévention des accidents du travail.

Les accidents déterminés par l'électricité sont mal connus ; ils déterminent souvent une sorte de mort *apparente,* suivie parfois à bref délai de la mort *réelle.* Le meilleur remède à opposer à ces accidents est la respiration artificielle, pratiquée surtout à l'aide des *tractions de la langue* dont nous parlons ailleurs. (Voir ci-après § VII).

---

§ VII

PREMIERS SOINS EN CAS D'URGENCE

Il faut d'abord poser en règle absolue que le médecin seul peut donner les soins nécessaires et les adapter aux divers cas. Les soins urgents donnés par les personnes présentes sur les lieux doivent se borner au *strict minimum*. Le principal dans ces soins d'urgence est de *ne pas nuire au blessé,* ce qui arrive trop souvent faute de quelques notions élémentaires indispensables : aussi, dans ces quelques lignes énoncerons-nous autant *ce qu'il ne faut pas faire* que ce que l'on peut faire dans les premiers moments qui suivent l'accident, *en attendant le médecin, qu'il faut toujours mander en toute hâte.*

1° **Asphyxie**. — L'asphyxie peut être produite par submersion, par suspension, par le gaz d'éclairage, le grisou, le gaz carbonique, etc.

L'indication capitale ici est de ramener les mouvements respiratoires, mais il faut bien s'entendre : dans la submersion, la suspension, le malade est asphyxié parce que ses mouvements respiratoires sont simplement suspendus; dans l'asphyxie par les gaz (gaz d'éclairage, grisou, oxyde de carbone, etc.) le malade est *empoisonné,* et le plus souvent la reprise même des mouvements respiratoires ne saurait le sauver, comme dans les cas d'asphyxie par submersion ou suspension.

Pour ramener la respiration suspendue, il existe aujourd'hui un moyen préférable à tous les autres, c'est la *traction rythmée* de la langue imaginée par M. le Dr Laborde, moyen très facile à appliquer. Voici la façon d'agir : saisir la langue avec un linge et la tirer au dehors fortement; la laisser revenir en arrière, puis la ramener fortement en avant, et ainsi de suite, en agissant en mesure pour ainsi dire, c'est-à-dire en exécutant les mouvements suivant un rythme lent et uniforme : ajoutons que ces tractions doivent être longtemps prolongées, au cas où elles ne donnent pas un résultat immédiat.

Ces tractions rythmées de la langue sont encore le meilleur moyen à appliquer dans le cas d'asphyxie par les gaz irrespirables ; mais elles sont loin d'être aussi souvent suivies de succès que dans l'asphyxie simple.

Fractures. — On recommande de ne pas soulever le membre fracturé, de ne pas déplacer le malade sans les précautions suivantes : Il faut passer sous le membre un plan solide et résistant, tel qu'une *pièce de bois unie* qui soutient toute la longueur du membre, et en soulevant le malade soulever le membre *d'une pièce* avec le plan sur lequel il repose ; — couper les vêtements qui recouvrent la partie blessée, si le malade s'en trouve gêné, et ne pas essayer de le déshabiller par les moyens ordinaires ; — laisser le malade au repos, étendu, le membre fracturé à plat, placé comme il a été dit, *et ne tenter l'application d'aucun appareil avant l'arrivée du médecin*. Sous aucun prétexte on ne doit tenter ni laisser tenter, par qui que ce soit, hormis le médecin, des manœuvres sur le membre blessé.

Enfin, on ne saurait trop se défier des *rebouteurs*, qu'on trouve si souvent dans les campagnes. On risque, en se confiant à leurs soins, de rester estropié pour tout le reste de sa vie.

Luxations. — Les premiers soins à donner en cas de luxation sont les mêmes qu'en cas de fracture.

La distinction, parfois si délicate à faire entre les deux accidents, *doit être laissée au seul médecin*.

Brûlures. — La première chose à faire, si le blessé est entouré de flammes, c'est d'éteindre rapidement celles-ci en enroulant la victime dans un manteau, une couverture, etc. On peut intervenir aussi utilement, en cas de brûlure par les acides ou les alcalis, en plongeant la partie blessée dans une grande masse d'eau. L'intervention doit se borner là, les grandes blessures étant justiciables des soins du seul médecin, qui devra toujours être mandé en toute hâte

Plaies par arrachement, par contusion, par instrument tranchant. Pansement aseptique et antiseptique. — Une plaie mal pansée peut devenir l'origine des accidents les plus graves. Si donc on doit pour soulager le blessé faire une application sur la plaie, il importe de procéder de la façon suivante :

La personne ou les personnes qui opéreront se laveront d'abord soigneusement les mains au savon, se brosseront les ongles, et tremperont ensuite leurs mains dans une solution de sublimé corrosif à 1 pour 1000. Puis avec une éponge fine, n'ayant pas encore servi et qu'on devra toujours plonger dans l'eau bouillante ou dans la solution de sublimé à 1 pour 1000 pour en assurer l'entière propreté, on lavera la plaie très légèrement pour la débarrasser de tous les corps étrangers qui pourraient la souiller. Le mieux à faire est de laver avec de l'*eau bouillie* ou une solution d'acide borique à 4 0/0 ou d'acide phénique à 2 1/2 0/0.

On couvrira la plaie d'un linge *très propre*, trempé dans la solution de sublimé; on disposera par-dessus du taffetas gommé, de l'ouate, une bande pas trop serrée, et on attendra le médecin.

Tout pansemement opéré par les personnes ayant *les mains sales* est dangereux, et les mains qui n'ont pas été traitées par les lavages que nous avons indiqués *sont sales, quelle qu'en soit la propreté apparente.*

Les pansements par les cataplasmes, le cérat, le beurre, la graisse et les onguents, et tous les ingrédients dits *remèdes de bonne femme,* si réputés à la campagne, doivent être rigoureusement proscrits : ils pourraient être l'origine de graves accidents.

Hémorragies. — On évitera, contrairement à une

opinion fort répandue, d'employer de l'*amadou*, du *perchlorure de fer,* de l'*arnica* et des substances jouissant d'une certaine vogue dans quelques milieux, mais éminemment nuisibles, telles que toiles d'araignées, tabac, etc. On comprimera le membre énergiquement soit avec les mains, soit avec un lien quelconque au-dessus de la plaie, *vers la racine du membre,* et on pansera en attendant le médecin, comme il vient d'être dit.

Syncope. — On fait revenir le malade à lui en lui flagellant la figure avec un linge trempé dans l'eau froide; quelquefois il suffit de faire respirer de l'éther ou de l'ammoniaque — ceci avec beaucoup de précaution.

Enfin on doit mettre le malade dans une position déclive, la tête plus basse que le reste du corps.

TABLE DES MATIÈRES

APPENDICE

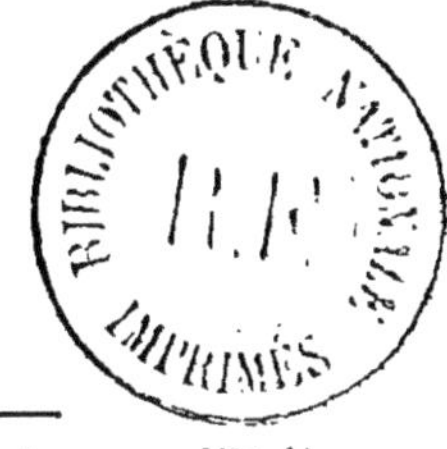

Paris. — Imprimerie Vve Albouy, 75, Avenue d'Italie.

www.ingramcontent.com/pod-product-compliance
Ingram Content Group UK Ltd.
Pitfield, Milton Keynes, MK11 3LW, UK
UKHW021055270726
13967UKWH00012B/1410